Dr. Michael Klentze

Für immer jung durch Anti-Aging

Ratgeber Ehrenwirth

Dieses Buch soll Ihnen helfen, gesund zu leben.
Es kann kein Ersatz für die Untersuchung und den Rat einer erfahrenen Ärztin oder eines Arztes sein, insbesondere wenn Sie krank sind.
Suchen Sie deshalb unbedingt eine Ärztin oder einen Arzt Ihres Vertrauens auf, wenn Sie das Gefühl haben, Sie sind nicht gesund.

2. Auflage 2001

Internet: www.ehrenwirth.de
ISBN 3-431-04023-3
Redaktionelle Bearbeitung: Manfred Grauer, Fürstenfeldbruck
Fotos: Superbild, Grünwald
Umschlag: Zwischenschritt, Rainald Schwarz, München
Umschlagfotos: Getty Images, Deutschland
Satz: ew print & medien service gmbh, Würzburg
Druck: Landesverlag, Linz
Printed in Austria

Inhalt

Vorwort

1400 führende Wissenschaftler aus Medizin und Biotechnologie versammelten sich im Dezember 1992 im Auditorium des Hilton-Hotels in Washington zur III. Internationalen Konferenz für Anti-Aging-Medizin. *Dr. Marvin Minsky,* der Begründer der künstlichen Intelligenz, brachte die wissenschaftlichen Ergebnisse des Kongresses auf einen Nenner:

> »Anti-Aging-Medizin ist die Medizin des neuen Jahrtausends! Sie ist in der Lage, Alterungsprozesse aufzuhalten und teilweise sogar wieder rückgängig zu machen. Altern ist umkehrbar!«

Tabuthema

Lange Zeit galt das Thema »Alter« als Tabuthema in unserer Gesellschaft. Niemand wollte so recht etwas darüber hören oder lesen. Man negierte diesen Bereich. In der letzten Zeit jedoch ist es zu einem Aufbrechen dieses Tabuthemas gekommen und selbst die Medien befassen sich heute zunehmend mit diesem Thema.

Drei wichtige Fragen

Älter werden – das ist der Lauf des Lebens, von dem keiner verschont bleibt und mit dem wir uns alle irgendwann auseinander setzen müssen. Die wichtigsten Fragen, die es dabei zu klären gilt, lauten:

- Wie wollen wir, dass unser persönliches Älterwerden aussieht?
- Was können wir tun, um den drohenden Prozess des körperlichen und geistigen Abbaus auszuschalten oder wenigstens zu verzögern, zu minimieren?
- Wie können wir die Phase des Älterwerdens und Alters zu einem positiven und freudigen Lebensabschnitt gestalten?

Seit mehreren Jahren befasse ich mich intensiv mit diesem Themenbereich. Als Frauenarzt und Psychotherapeut habe ich tagtäglich mit einer großen Zahl von älteren Patienten zu tun, die mit den vielfältigsten gesundheitlichen Problemen zu kämpfen haben und sich sehnlichst wünschen, ihre Jugendlichkeit und Leistungsfähigkeit zu erhalten.

Ganzheitliches Konzept

Die Bedürfnisse meiner Patienten und die Faszination der neuen wissenschaftlichen Erkenntnisse der Anti-Aging-Medizin, die zum ersten Mal ein ganzheitliches Konzept vom Menschen als Grundlage haben und damit weit über die heutige Schulmedizin hinausgehen, motivierten mich vor einigen Jahren, eine Ausbildung zum Anti-Aging-Arzt in den USA zu beginnen.

Anti-Aging-Institut

Seit meinem Examen an der Harvard-Universität zum amerikanischer Facharzt für Anti-Aging-Medizin (American Board of Anti-Aging Medicine) leite ich ein Anti-Aging-Institut in München. Ich halte unter anderem Vorträge für Kollegen und coache meine Patienten mit dem Ziel, ihre Jugendlichkeit zu bewahren und die Zahl ihrer Lebensjahre, biologisch gesehen, wieder zurückzudrehen.

Sollten Sie nun einwenden: »Das ist nicht möglich, denn niemand kann das Alter aufhalten, geschweige denn zurückdrehen!«, so lassen Sie mich Ihnen dazu sagen, dass es mit den Methoden der Anti-Aging-Medizin heute sehr wohl möglich ist, den Prozess des Älterwerdens und die damit verbundenen Begleiterscheinungen zu beeinflussen. Mit Anti-Aging kann jeder Mensch sein persönliches Älterwerden steuern und sich länger ein jugendlich schönes Aussehen bewahren, länger sexuell aktiv sein und länger ein erfülltes Leben ganz nach seinen Vorstellungen führen.

Dieses Buch fasst die wesentlichen Möglichkeiten der modernen Anti-Aging-Medizin zusammen. Es sind die Geheimnisse des menschlichen »Jungbrunnens«, der Sie in die Lage versetzen wird, länger jung zu bleiben. Ich wünsche Ihnen viel Freude beim Lesen.

Dr. Michael Klentze

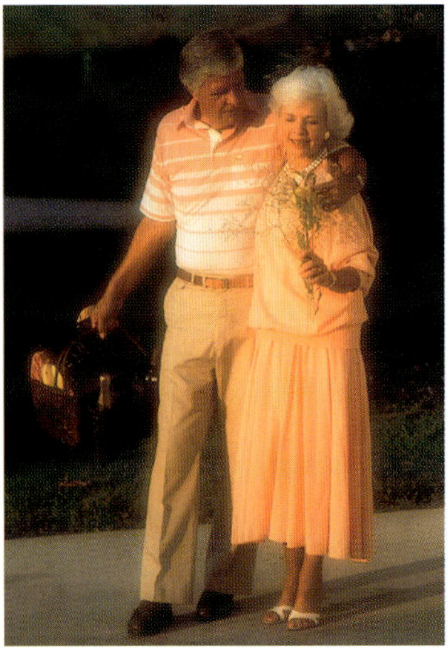

Älteres Paar auf dem Weg zum Picknick

Testen Sie Ihr biologisches Alter

Der Geburtstag bestimmt das Alter eines Menschen. Wir halten dieses *chronologische Alter* für das wirkliche Alter, ohne uns dessen bewusst zu sein, dass es Menschen gibt, die chronologisch gesehen 60 sind, aber eine Kondition haben wie ein 40-jähriger, während es wieder andere gibt, die 35 sind, aber eine Kondition haben wie ein 55-jähriger.

Chronologisches Alter

So gesehen ist das chronologische Alter nicht grundsätzlich richtig, sondern in einer Reihe von Fällen irreführend. Um den wahren Zustand eines Menschen bestimmen zu können, müssen wir vom *biologischen Alter* ausgehen. Das biologische Alter ergibt sich aus dem tatsächlichen körperlich-seelisch-geistigen-Zustand eines Menschen. So gesehen ist es das wahre Alter.

Schreiben Sie bitte in das nachfolgende Kästchen Ihr chronologisches Alter:

Kennen Sie auch Ihr biologisches Alter? Wissen Sie, ob Sie im Hinblick auf Ihr biologisches Alter »jünger« oder »älter« sind als Ihr chronologisches Alter? Um dies herauszufinden, sollten Sie den nachfolgenden Test durchführen. Er wird Ihnen wichtige Erkenntnisse vermitteln.

Für so manche Patientinnen und Patienten meiner Praxis und meines Anti-Aging-Instituts war der Test die Basis für eine Neuorientierung im Hinblick auf ihren persönlichen Alterungsprozess und eine Veränderung ihrer Lebensweise.

! Dieser Test sagt Ihnen nicht nur Ihr biologisches Alter, sondern gibt auch Auskunft über die Zahl der Lebensjahre, die Sie noch zu erwarten haben, wenn Sie in der bisher gewohnten Weise weiterleben. Diese »Zukunftsschau« ist deshalb wichtig, damit Sie erkennen, dass Sie selbst es sind, der sein/die ihr Lebensalter in erheblichem Maße beeinflusst und bestimmt.

Realistisch bleiben

Und noch etwas: Sie kennen Ihr chronologisches Alter – aber welches Alter hätten Sie denn gerne? Bewegen Sie sich dabei in einem realen Rahmen. Real ist z.B., dass Sie 50 sind und sich wünschen, Sie wären 35; irreal ist, wenn Sie z.B. 70 sind und sich wünschen, Sie wären 20. Visualisieren Sie Ihr Wunschalter und schreiben Sie es in das nachfolgende Oval:

Sie haben es in der Hand, Ihr visualisiertes Wunschalter zu Ihrem biologischen Alter zu machen. Nehmen Sie sich nun etwas Zeit und Ruhe und beantworten Sie die nachfolgenden Fragen:

Alter	
0–30	+10
31–50	+ 5
51–65	+ 1
65 und älter	–10
Geschlecht	
weiblich	+ 6
männlich	– 5
Familie	
1 Elternteil wurde älter als 60 Jahre	+ 1
70	+ 3
80	+ 4
über 80	+ 6
Schlaganfall oder Herzinfarkt bei Familienangehörigen I. Grades unter 50 Jahren	–10
Ziehen Sie jeweils 2 Punkte ab, wenn in direkter Verwandtschaft folgende Erkrankungen vorkommen oder vorkamen:	
hoher Blutdruck	– 2
Herzinfarkt	– 2
Schlaganfall	– 2

starkes Übergewicht (BMI >30)	– 2
Diabetes	– 2
Krebserkrankungen	– 2
a) Punktzahl	
Beruf	
Facharbeiter	+ 3
Angestellter	+ 3
Selbstständiger	+ 2
arbeitslos (mehr als 1 Jahr)	– 3
Schichtarbeit	– 2
Sie sind über 65 und arbeiten	+ 3
Arbeit mit Umweltgiften in der Chemieindustrie	– 10
Arbeit in der Nähe großer Antennen, Sender, Nuklearanlagen	– 5
sitzende Tätigkeit	– 3
mindestens 4 km Gänge täglich	+ 2
Familieneinkommen (pro Jahr in DM):	
0 – 15.000	– 10
16.000 – 30.000	– 5
31.000 – 55.000	+ 1
1 Punkt für jede 40.000 DM/Jahr bis zu 500.000 DM	
Schulbildung:	
Hauptschule	– 7
Realschule	+ 2
Gymnasium	+ 4
Fachhochschule/Universität	+ 6
b) Punktzahl	
Lebensbedingungen	
Großstadt	– 4
auf dem Lande	+ 2
Gebiet mit hoher Umweltbelastung	– 5
Heizkraftwerk in der Nähe	– 3
Atomkraftwerk in der Nähe	– 3
Holzverkleidung im Haus	– 3

Teppichböden mit Kunstfasern	– 2
Acrylanstrich der Wände	– 2
Parabolantenne neben Ihrem Schlafzimmer	– 2
Fernseher im Schlafzimmer	– 2
Steinboden im Haus	+ 1
Kunststoffparkett	– 2
c) Punktzahl	
Gesundheitsstatus	
Beschreiben Sie Ihren gegenwärtigen Gesundheitszustand und teilen Sie sich ein in einer Skala (zwischen + 5 und – 5 Punkte):	
Ruhepuls 60 – 70	+ 3
71 – 85	0
über 85	– 3
Blutdruck niedriger als 140/90 mmHg	+ 3
höher als 140/90 mmHg	– 5
höher als 160/90 mmHg	– 10
Nüchternblutzucker niedriger als 100	+ 2
höher als 100	– 2
höher als 120	– 5
Cholesterin gesamt 200 – 240	– 2
über 240	– 10
HDL-Cholesterin unter 30	– 10
Ich weiß weder Blutzucker- noch Cholesterinwerte	– 5
Männer:	
Ich mache jährlich eine Vorsorgeuntersuchung (Prostata, PSA-Wert, Rektaluntersuchung)	+ 2
keine Vorsorgeuntersuchung	– 4
Stuhluntersuchung auf Blut jährlich	+ 2
Frauen:	
jährliche Vorsorgeuntersuchung	+ 2
über 45 Jahre, alle 2 Jahre Mammographie	+ 2
monatliche Selbstuntersuchung der Brustdrüsen	+ 1
Stuhluntersuchung auf Blut jährlich	+ 2
keine Vorsorgeuntersuchung	– 4
Ich habe mehrmals jährlich grippale Infekte	– 6

Ich brauche immer lang, um sie zu überstehen	– 6
Ich nehme oft Antibiotika	– 8
Ich benutze Sonnenschutz, vermeide starke Sonne	+ 2
d) Punktzahl	
Nikotinstatus	
niemals geraucht	+ 7
weniger als 1 Schachtel pro Tag	– 5
mehr als 1 Schachtel pro Tag	–20
Ich habe mit dem Rauchen aufgehört	+ 3
Alkohol	
kein Alkohol	0
1 Glas Rotwein pro Tag	+ 1
mehr als 1 Glas Wein oder 2 Glas Bier pro Tag	– 2
für jedes weitere Glas Wein – 2 Punkte	
für jedes weitere Glas Bier – 1 Punkt	
e) Punktzahl	
Sport und Ausdauer	
Ich mache 20 Min. und mehr (max. 60 Min.) Sport	
1–2 x/Woche	+ 1
3 x/Woche	+ 3
4 x/Woche	+ 6
5 x/Woche	+10
täglich	+ 15
nicht regelmäßig	–10
nie Sport	– 15
Ich gehe täglich	
1–5 Treppenabsätze	0
6–10 Treppenabsätze (1 Treppenabsatz hat ca. 12 Stufen)	+ 1
Haben Sie beim Bewältigen längerer Strecken (schnell gehend oder laufend):	
häufige Atempausen	–10
Herzstechen oder Druckgefühl in der Brust	– 15
unregelmäßigen Herzschlag	– 12
f) Punktzahl	

Gewicht	
Idealgewicht	+ 5
Ich habe öfters Diäten gemacht	− 10
Ich nehme Gewichtsreduktionsmedikamente	− 15
Ich habe 5 – 10 kg Übergewicht	− 6
10 – 20 kg über Normalgewicht	− 10
mehr als 20 kg über Normalgewicht	− 22
–1 Punkt für jedes Kilo über Normalgewicht	−
Männer:	
sichtbare Muskulatur, Bauchmuskeln	+ 5
Mein Quotient aus Taille und Hüfte (T dividiert durch H) ist:	
T/H größer als 0,96	− 12
T/H kleiner als 0,95	+ 5
Frauen:	
sichtbare Muskulatur, keine Cellulite	+ 5
Mein Quotient aus Taille und Hüfte (T dividiert durch H) ist:	
T/H größer als 0,8	− 5
T/H kleiner als 0,79	+ 3
g) Punktzahl	

Ernährung	
Ich ernähre mich ausgeglichen	+ 3
Ich esse unregelmäßig	− 3
Ich achte nicht auf meine Ernährung	− 3
Ich esse regelmäßig	+ 2
Ich esse abends sehr spät	− 2
Ich habe ein ausballanciertes Frühstück (z. B. Müsli)	+ 2
1 x pro Woche Fisch	+ 5
selten oder nie Fisch	− 2
täglich Gemüse und/oder Salate	+ 5
nie oder wenig Salat und Gemüse	− 2
wenig Fett	+ 2
fettreich	− 5
5 x täglich frisches Obst	+ 5
nie oder wenig Obst	− 2

50 % meiner Ernährung beziehe ich aus Fertiggerichten	– 8
Faserreiche Kohlehydrate bevorzuge ich	+ 2
Ich nehme zusätzlich Vitamine und Mineralien zu mir	+ 10
Frauen: Calciumzufuhr regelmäßig 500 mg/Tag	+ 3
h) Punktzahl	
Diverse Faktoren wie z.B. Periode oder Muttermale	
Frauen:	
noch regelmäßige Periode	+ 3
Wechseljahre vor dem 40. Lebensjahr	– 5
Wechseljahre um die 50 Jahre	+ 1
Eierstockentfernung vor dem 40. Lebensjahr	– 8
Einnahme von Östrogenen und evtl. Gestagenen	+ 5
Frauen und Männer:	
gut geformter Stuhl	+ 3
Verstopfung	– 10
Reizdarm	– 7
Wenn Sie über 50 Jahre sind, alle 3 Jahre Darmspiegelung	+ 2
viele Muttermale	– 10
i) Punktzahl	
Psychosoziale Einflüsse	
seit langem in stabiler Beziehung	+ 10
nur kurze Beziehungen	– 6
keine engen Freunde	– 10
befriedigendes Sexualleben	+ 4
unbefriedigendes Sexualleben	– 10
Kinder unter 18 Jahren (zu Hause lebend)	+ 2
– 1 Punkt für jede 5-Jahres-Periode, die Sie allein leben	
+ 1 Punkt für jeden engen Freund	
aktiv in einer Organisation tätig (Ehrenamt)	+ 2
Haustier	+ 2
Gewohnheiten	
regelmäßige Tagesroutine	+ 3
keine regelmäßige Tagesroutine	– 10

Anzahl der Durchschlafstunden				
5–8	+ 5			
9–12	− 7			
keine feste Schlafenszeit	− 5			
−2 Punkte für jede Arbeitsstunde, die Sie länger als 40 Std./Woche arbeiten				
Jahresurlaub weniger als 14 Tage	− 5			
regelmäßiger Jahresurlaub über 14 Tage	+ 5			
keinen Urlaub in den letzten 2 Jahren	− 10			
regelmäßiges Yoga oder andere meditative Übungen	+ 5			
nein	0			
j) Punktzahl				
Emotionale Stressfaktoren				
N = nie **S** = selten **M** = manchmal **I** = immer				
	N	**S**	**M**	**I**
Fröhlichkeit	− 2	− 1	+ 1	+ 2
Genieße Zeit mit Freunden und Familie	− 2	− 1	+ 1	+ 2
Fühle mich im persönlichen Leben sicher	− 2	− 1	+ 1	+ 2
Lebe finanziell sicher	− 2	− 1	+ 1	+ 2
Habe Ziele	− 2	− 1	+ 1	+ 2
Habe Hobbys	− 2	− 1	+ 1	+ 2
Habe ausreichende Erholung	− 2	− 1	+ 1	+ 2
Kann meine Gefühle ausdrücken	− 2	− 1	+ 1	+ 2
Lache viel und gerne	− 2	− 1	+ 1	+ 2
Denke positiv an die Zukunft	− 2	− 1	+ 1	+ 2
Habe viele Sorgen	+ 2	+ 1	− 1	− 2
Fühle mich angespannt und gereizt	+ 2	+ 1	− 1	− 2
Fühle mich einsam	+ 2	+ 1	− 1	− 2
Ärgere mich über Dinge, die ich nicht kontrollieren kann	+ 2	+ 1	− 1	− 2
Habe Angst vor der Zukunft	+ 2	+ 1	− 1	− 2
Unfallverhütung und Sicherheit				
Fahre immer mit Sicherheitsgurt	+ 1			
Trinke nie am Steuer, fahre nie mit jemandem der getrunken hat	+ 1			

Fahre 0.000 – 20.000 km pro Jahr	0
Fahre mehr als 20.000 km pro Jahr	– 1
regelmäßiger Kundendienst des Autos	+ 1
Autogewicht mehr als 1,5 Tonnen	+ 1
Kleinwagen	– 2
Motorrad	– 6
k) Punktzahl	
Gesamtpunktzahl:	

Auswertung

Score
Nachdem Sie alle Punkte des Testes addiert haben (Gesamtpunktzahl), teilen Sie das Ergebnis durch 3.

Dies ergibt Ihren **Score.**

Mit Hilfe der unten angegebenen Berechnung errechnen Sie Ihre **geschätzte Lebenserwartung.** Ordnen Sie sich dabei bitte in Ihre kalendarische Altersgruppe ein.

Altersgruppe:			
1–30	Alter + 30	+	(Score x 2,0)
31–46	Alter + 20	+	(Score x 1,5)
47–61	Alter + 10	+	(Score x 1,2)
62–73	Alter + 5	+	(Score x 1,0)
74–82	Alter + 3	+	(Score x 0,5)
83 +	Alter + 1	+	(Score x 0,2)
	= Ihre geschätzte Lebenserwartung		

Bitte vergleichen Sie Ihre **geschätzte Lebenserwartung** dann mit der **statistischen Lebenserwartung** von Mitteleuropa.

Diese beträgt im Moment:

W = 78,5 Jahre
M = 71,2 Jahre

So ermitteln Sie Ihr jetziges **Biologisches Alter**:

Liegen Sie mit Ihrer geschätzten Lebenserwartung über der statistischen Lebenserwartung, so ziehen Sie die Differenz (Jahre), die Sie über der statistischen Lebenserwartung liegen, von Ihrem chronologischen Alter ab. Liegen Sie mit Ihrer geschätzten Lebenserwartung unter der statistischen Lebenserwartung, dann addieren Sie die Differenz in Jahren zu Ihrem chronologischen Alter:

Beispiel:
Erreichen Sie als Frau im Test eine geschätzte Lebenserwartung von 82,5 Jahren und sind jetzt 52 Jahre alt, so ist Ihre geschätzte Lebenserwartung (82,5 – 78,5 =) 4 Jahre höher als die statistische.

Sie haben also ein **Biologisches Alter** von 52 Jahren – 4 Jahren = 48 Jahre. Damit sind Sie um 4 Jahre jünger!

Umgekehrt ist es, wenn Sie mit Ihrer geschätzten Lebenserwartung unter der statistisch ermittelten Lebenserwartung liegen. Dann müssen Sie die Differenz zu Ihrem Alter dazu addieren. Sie sind dann leider biologisch genau um diese Differenz älter.

Vergleichen Sie nun die beiden Zahlen Ihres chronologischen und Ihres visualisierten Wunschalters am Anfang dieses Kapitels mit Ihrem Testergebnis. Macht es Sie nachdenklich oder gar betroffen? Dann sollten Sie sich vor Augen halten, dass Sie es weitgehend in der Hand haben, wie sich Ihr weiterer Alterungsrozess gestaltet, ob und wie lange Sie jugendlich, gesund und fit sind. Sie können sich noch heute dazu entschließen, Ihr Leben zu verändern und Ihre negativen Lebensgewohnheiten abzustellen und durch eine positivere Lebensweise zu ersetzen.

Positive Lebensweise

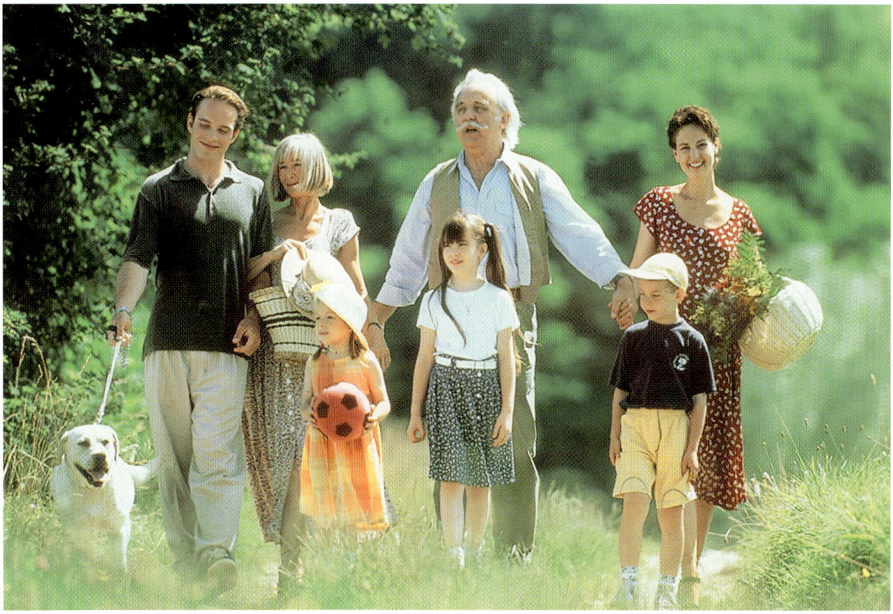

Großfamilie mit ihrem Hund beim gemeinsamen Spaziergang

Warum der Mensch altert

Vielleicht haben Sie sich schon einmal gefragt, warum wir überhaupt altern müssen und warum wir nicht ein Leben lang so jugendlich bleiben und aussehen können, wie wir es beispielsweise mit 30 sind.

Die Antworten auf diese Fragen werden Ihnen heute von den Altersforschern gegeben. Einer von ihnen ist *Michael Rose*, der seit 20 Jahren mit der Taufliege *Drosophila melanogaster* experimentiert. Er konnte das Leben der Fliegen auf das Doppelte verlängern und wies in seinen Experimenten nach, dass späte Reproduktion längeres und gesunderes Leben bedeutet.

Taufliege

! Auch wir Menschen könnten, wenn wir unsere Kinder erst im Alter jenseits der 40 zeugen würden, über 120 Jahre alt werden. Aber – wie *Michael Rose* so treffend formulierte: Versuchen Sie es erst gar nicht, denn es würde mindestens 12 Generationen dauern.

Der Grund? Die Gene regulieren unser Altern. Die Generationen, die erst spät gesunde Kinder zeugen, haben offensichtlich am meisten Gene für die körpereigenen Antioxidanzien, die den Organismus vor schädlichen Einflüssen schützen.

Körpereigene Antioxidanzien

Seit über 100 Jahren wurde eine große Anzahl von Theorien über das Altern entwickelt. Wir wissen, dass Altern nicht einfach »älter werden« bedeutet. Es ist ein Prozess, der Ernährung, emotionale Faktoren, genetische Prinzipien und viele andere Einflüsse beinhaltet.

Der Körper ist ein hochkomplexer, hochsensibler und lebendiger Zellorganismus. Ohne dass wir es bewusst wahrnehmen, findet in unserem Körper ein konstantes Absterben und Neu- bzw. Reproduzieren von Zellen statt.

Das so genannte Telomerase-Gen spielt eine zentrale Rolle bei diesem Vorgang, denn es steuert die Zellteilung. Mit jeder Zellteilung werden die Enden der Chromosomen verkürzt. Somit haben die Körperzellen nur eine Lebenszeit von 50 Zellteilungen, dann sterben sie ab. Eine Ausnahme bilden die Fortpflanzungszellen und die Krebszellen. Sie besitzen ein Gen, das die Herstellung des Enzyms Telomerase steuert. Dieses Wunderenzym verlängert die Enden der Chromosomen wieder, sodass die Zellen unsterblich sind.

Ohne Telomerase unterliegen die Zellen dem so genannten Hayflick-Limit. *Leonard Hayflick*, ein Anti-Aging-Pionier der ersten Stunde, wies den Vorgang der Telomerenverkürzung als Erster nach. Während des Alterungsprozesses kommt es zu einer Beeinträchtigung der Zellteilung und des Zellwachstums. Am Ende dieses Zellabbauprozesses steht der programmierte Zelltod, Apoptose genannt.

Hayflick-Limit

Apoptose

Anti-Aging-Forscher sind heute in der Lage, die komplexen und parallel ablaufenden Vorgänge in den über 100 Trillionen Zellen des Körpers zu verstehen. Sie wissen immer mehr darüber, wie die Zellteilung und das Zellwachstum reguliert werden, wie Zellerneuerung und damit die Verlangsamung des Alterungsprozesses ablaufen. Alle bekannten Theorien über den Alterungsprozess basieren auf zwei grundsätzlichen Ideen:

- Altern spielt sich auf der Ebene der Zellen und Moleküle ab. Es basiert auf einem Programm in den Genen des Menschen und läuft somit automatisch ab. Das Altern wird aber auch durch äußere Einflüsse oder Eingriffe in die genetische Expression bestimmt.
- Altern verläuft als Zufallsgeschehen im Sinne der Chaostheorie und ist unkontrollierbar.

Beide Theorien beinhalten die Tatsache, dass Alterungsprozesse in Quanten ablaufen und nicht linear. Das heißt, dass sich bestimmte biochemische Prozesse anhäufen und dann in Quanten abgegeben werden, was schließlich zu Altersveränderungen führt.

Quanten

Der deutsche Biologe *August Weismann* stellt 1882 zum ersten Mal seine Theorie des »Wear and Tear« vor, die besagt, dass mit zunehmender Zahl der Jahre immer mehr an Körperenergie und Struktur verbraucht wird. Er vertrat die Ansicht, dass diejenigen Menschen, die dieselbe berufliche Tätigkeit ausüben, in gleichem Maße altern, d.h. ohne Unterschiede zwischen chronologischem und biologischem Alter. Diese Theorie lässt sich zwar heute noch teilweise anwenden, z.B. auf den Alterungsprozess verschiedener Organe, insgesamt gesehen jedoch ist sie überholt.

Wear and Tear

Was wir heute – im beginnenden 3. Jahrtausend – wissen, ist, dass eine große Zahl äußerer Einflüsse die genetische Expression (= Veränderung der Kopien) bestimmen und damit das Altern beschleunigen oder verlangsamen kann. Dazu gehören schädliche Stoffe wie Toxine in der Nahrung, Luft, Umwelt, Medikamente, Nikotin, Alkohol, hohe UV-Belastung, fettreiche Ernährung, zu wenig Bewegung und übermäßiger Zuckergenuss.

Die Anti-Aging-Forscher können die Frage, »warum wir überhaupt altern«, heute detailliert beantworten. Sie kennen den Aufbau und die Funktionsweise des menschlichen Zellorganismus bis ins kleinste Detail. So wissen wir heute, dass der Zellorganismus Mensch mit einer riesigen Bibliothek vergleichbar ist, die zahlreiche Bücher enthält, in denen wiederum viele Sätze, Worte und Buchstaben enthalten sind. Im Einzelnen sind

- die *Chromosomen* oder menschlichen Zellen die Bücher,
- die *Gene* die in den Büchern vorhandenen Sätze,
- die *DNS-Basenkombinationen*, deren Zusammensetzung in Silben den einzelnen Genabschnitten entspricht, die Buchstaben.

Genom

Die riesige Bibliothek stellt das gesamte *menschliche Genom* dar, dessen Entschlüsselung den Forschern vor kurzem vollkommen gelungen ist. Dies bedeutet:

! Die Forscher kennen inzwischen jeden Buchstaben dieser gewaltigen Buchsammlung. Eine faszinierende Sache, die sicherlich im Laufe der nächsten Jahre bzw. Jahrzehnte im Anti-Aging-Sektor unglaubliche Entwicklungen ermöglichen wird.

> Dabei kommt der DNS eine zentrale Rolle zu. Die DNS (Desoxyribonukleinsäure) ist die Grundsubstanz des Chromosoms, also der menschlichen Zelle. Sie ist spiralförmig um einen Eiweißkörper aufgewickelt und enthält alle Informationen, Befehle und Baupläne der Körperstruktur und seiner Funktionen. Die Menge dieser Informationen würde 1000 Bücher à 600 Seiten füllen!

Kopienerstellung

Von diesen Informationen werden im Laufe des Lebens immer wieder neue Kopien hergestellt. Diese Kopien bauen alle möglichen Arten von Zellen, steuern die Funktionsabläufe des Körpers, regulieren die Hormone, bestimmen die Abwehr und Balance des Körpers. Betrachten wir den menschlichen Körper als einen Computer, so entsprechen die Kopien dem Bauplan der Hardware (= Zellen). In ihnen ist die gesamte Software zum Funktionieren der Zellen und der übergeordneten Strukturen wie Gewebe, Organe und Organismus enthalten.

Stellen Sie sich nur einmal vor, welch ein Wunderwerk Ihr Körper ist und was sich in Ihrem Inneren ständig abspielt: Jeden millionstel Bruchteil einer Sekunde steht jede Zelle mit der biologischen Bibliothek in Kontakt. Sie überprüft die Kopien, die neu von der DNS abgelesen werden und die ihr ermöglichen zu wachsen, sich zu teilen, den Körper zu regenerieren und die Funktionsabläufe zu optimieren.

Wahrlich ein Wunderwerk der Schöpfung! Wir sollten uns deshalb viel mehr der Aufgabe bewusst werden, dieses Wunderwerk zu hegen und zu pflegen und es nicht willentlich zu zerstören.

Das Altern wird also auf der Ebene der Gene bestimmt und über die genetische Expression reguliert. Diese genetische Regulierung, Kontrolle und Matrizenherstellung macht es beispielsweise möglich, dass unsere Wunden und Knochenbrüche heilen, dass wir von Krankheiten wieder genesen.

Die Struktur- oder Funktionseiweiße der DNS werden auf der molekularen Ebene im Körper des Menschen ständig immer wieder erneuert. So kommt es beispielsweise bei jungen, gesunden Menschen mindestens einmal in vier Tagen zu einer Neubildung der immer wieder abschilfernden Darmschleimhaut-Oberfläche.

DNS-Molekül bei der Verdoppelung

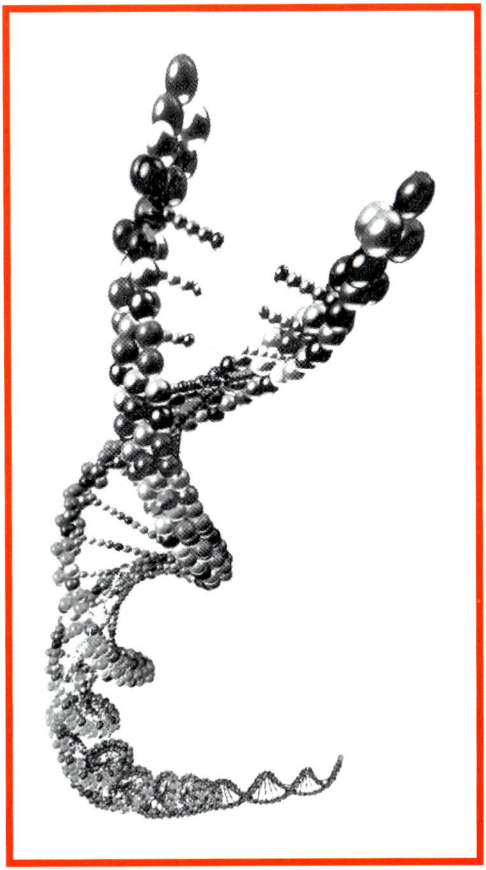

Ebenso werden beim gesunden und jungen Menschen die roten Blutkörperchen alle vier Monate neu gebildet. Diese Neubildung schützt unsere Zellen davor, dass ihre Struktur oder Funktion durch beschädigte Gene gestört wird und die Gefahr besteht, dass sich veränderte Zellen fortpflanzen. Die Natur eliminiert also normalerweise selbst die durch äußere Einflüsse beschädigten Strukturen oder Eiweißmoleküle im Körper des Menschen.

Unseren Genen obliegt die gesamte Steuerung unseres menschlichen Körpers. Wenn jedoch der natürliche, genetisch gesteuerte Auslesemechanismus nicht funktioniert, weil z.B. die Gene beschädigt sind, dann kommt es zu einer vorzeitigen Alterung, verbunden mit Krankheiten wie Atherosklerose, Herzinfarkt, Schlaganfall, Demenz, Alzheimer-Erkrankung oder Krebs.

In jungen Jahren werden unsere Körperfunktionen in einem harmonischen Miteinander geregelt. Da-

Hormone

bei spielen die *Hormone* als Botenstoffe eine zentrale Rolle, denn sie vermitteln die Informationen aus allen Körperregionen an die Gene jeder Zelle. Die Hormone veranlassen die Zellen, Kopien von den DNS-Abschnitten herzustellen, deren Funktion gerade benötigt wird.

Hormone sind zum Erhalt der vernetzten Körperfunktion sehr wichtig. Das Fehlen von Hormonen würde zur Folge haben, dass es keine Information der Zellen untereinander mehr gibt und es daher zum beschleunigten Tod der Zellen kommt.

! Nach einer neuen Studie, die jetzt im US-Wissenschafts-Magazin »Science« veröffentlicht wurde, bleiben geklonte Schafe viel länger jung und vital als »normale« Schafe. Die Zellen von Klonkälbern zeigen beispielsweise weniger Anzeichen für Alterungsprozesse, als dies bei »normalen« Tieren der Fall ist. Teamleiter *Robert Lanza* von der Biotech-Firma Advanced Cell Technology in Worcester/England meinte, dass diese Tiere eine reelle Chance hätten, um 50 % länger zu leben. *Leonard Hayflick*, jetzt an der University of California tätig, sprach von einem Meilenstein der Forschung. Bei Übertragung auf den Menschen könnte ein Menschenleben in voller Gesundheit und Vitalität bis 180 Jahre dauern!

Altern ist nicht gleich Altern

Jeane Calment aus Arles starb im Jahre 1997 mit 122 Jahren. Sie erfreute sich bis zuletzt eines gesunden Lebens. Ihr biologisches Alter wurde mit 88 Jahren angegeben. Das bedeutet, sie hatte einerseits eine genetische Ausstattung, die es ihr erlaubte die Zellalterungsvorgänge zu verzögern, andererseits aber lebte sie in einem regelmäßigen täglichen Rhythmus, trieb bis zum 80. Lebensjahr Sport und ernährte sich mit natürlichen Lebensmitteln, reichlich Vitaminen und Mineralstoffen.

Wir kennen viele ähnliche Beispiele: *Sophia Loren, Christiane Hörbiger, Lieselotte Pulver* und *Catherine Deneuve* strahlen eine so unglaubliche Frische und Jugendlichkeit aus, dass man ihr Alter nicht einschätzen kann. Eine mir sehr klar in Erinnerung gebliebene Frau ist *Maria Buchinger,* die ich anlässlich eines Marbella-Aufenthaltes traf. *Maria Buchinger* leitet die gleichnamige Klinik ihres verstorbenen Mannes. Sie ist über 80 Jahre alt, nach meiner Einschätzung jedoch biologisch höchstens 60! Leider konnte ich ihr biologisches Alter nicht in unserem Institut messen. Aber selten ist mir eine so beindruckende, jugendliche, geistig vitale Frau begegnet. *Frau Buchinger* lebt gesund, fastet regelmäßig, ernährt sich nur biologisch und treibt heute noch regelmäßig Sport.

John Glenn

Erinnern Sie sich noch an *John Glenn*? Er war vor 30 Jahren der erste Mann, der den Mond betrat. Er ist ein erstaunlicher Mann, der sich durch Anti-Aging-Ernährung, Sport, hormonellen Ausgleich und durch regelmäßige Einnahme von Antioxidanzien so fit gehalten hat, dass er mit 70 Jahren noch ein zweites Mal in den Weltraum gestartet ist. *John Glenn* ist heute aktives Mitglied in der American Academy of Anti-Aging Medicine.

Marathon mit 83

John Kelley beendete seinen Marathon im letzten Jahr im Alter von 83 Jahren. *Ada Thomas* begann mit dem Joggen, nachdem sie ihr Rentenalter mit 65 Jahren erreicht hatte und endlich Zeit zum Training hatte. Mit 68 lief sie dann ihren ersten Marathon. Noch heute läuft sie täglich eine halbe Stunde, mittlerweile 74 Jahre alt.

Jack Lalanne wurde 1914 geboren. Er war ein schmächtiges Kerlchen und wurde in seiner Jugend als kränklich bezeichnet. Nach einem Seminar bei *Dr. Paul Bragg,* einem der Gründungsväter der Naturgesundheitsbewegung, begann er sich in seinem Lebensstil

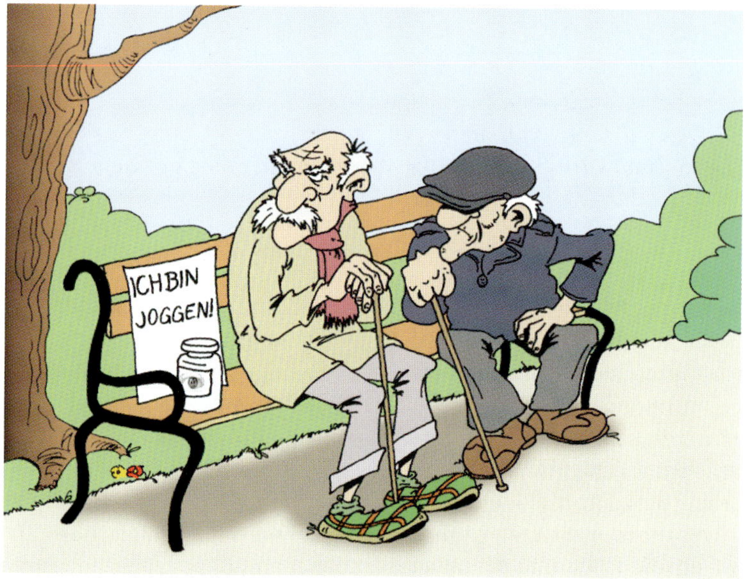

umzustellen. Im Alter von 60 Jahren schwamm er die erstaunliche Strecke von der Gefängnisinsel Alcatraz bis zum Fisherman's Wharf, der Schiffsanlegestelle in San Francisco.

In Chicago traf ich vor zwei Jahren *Dr. Alan Mintz*, einen Radiologen, der mit seinen 65 Jahren heute Weltmeister im Gewichtheben seiner Altersgruppe ist. *Dr. Mintz* leitet das Anti-Aging Institute Cenegenics in Las Vegas.

Rose, heute 74 Jahre, kam im letzten Jahr in unser Institut, um sich Ratschläge für eine verbesserte sportliche Kondition zu holen. Außerdem suchte sie nach einer Möglichkeit, die fortschreitende Faltenbildung aufzuhalten. Mir erschien sie wie eine schlanke, sportliche Mittfünfzigerin, und ich konnte es kaum glauben, als sie mir ihr wahres Alter sagte.

Krähenwinkel

Von wegen Falten! Die Gesichtshaut war glatt, bis auf die so genannten Krähenwinkel im Augenbereich und kleine Längsfalten oberhalb der Oberlippe. *Rose* mied schon immer die Sonne, pflegte ihre Haut, betrieb regelmäßig Sport im Fitnessstudio und ging schwimmen. Alle Messungen zur Feststellung des biologischen Alters kamen zu dem gleichen Ergebnis: *Rose* war biologisch 10 Jahre jünger als auf ihrem Personalausweis. Sie nahm geringe Mengen Östrogene, DHEA und zum Schlafen Melatonin. Sie ernährte sich rein vegetarisch und meditierte jeden Morgen eine Viertelstunde lang.

Meines Erachtens gehört *Rose* zu den 2% der Menschen, die genetisch bedingt verlangsamt altern. Diese Menschen haben möglicherweise Gene, die verstärkt die Produktion körpereigener Antioxidanzien kontrollieren. Dieses Phänomen wurde bereits beim Rundwurm *C. elegans* nachgewiesen, der die zwei Gene daf-2 und daf-16 besitzt. Diese Gene steuern die Produktion der Superoxiddismutase, eines der wichtigsten körpereigenen Antioxidanzien. Nun werden Sie sagen, was hat der Rundwurm mit Rose zu tun? Die Antwort lautet: Wir Menschen haben über 80% der genetischen Ausstattung mit *C. elegans* gemeinsam!

Vermutlich spielte bei *Rose* ein vorzügliches, von der Großmutter vererbtes genetisches Programm eine Rolle, gepaart mit einem den Körper und Geist respektierenden, Gesundheit und Vitalität erhaltenden Lebensprogramm.

Wenn Sie vitale und geistig rege ältere Menschen kennen lernen wollen, die Kraft- und Ausdauersport betreiben, dann fahren Sie nach Ulm. Dort treffen Sie im Bethesda-Hospital zwei rege Altersforscher, *Dr. Thorsten Nikolaus* und *Dr. Clemens Becker*, die das amerikanische Anti-Aging-Programm für Senioren nach Deutschland importiert haben. *Nikolaus* und *Becker* haben Muskeltraining für die Ältesten von uns entwickelt und damit bewiesen, dass es nie zu spät ist. Das Training begann mit Hanteln und Beinmanschetten und erweiterte sich ständig. Heute können Sie sehen, wie 90-jährige 30 kg in Zugmaschine und Beinpresse bewegen, als wären sie 50 Jahre alt.

Über 60-jährige beim Muskeltraining mit Hanteln

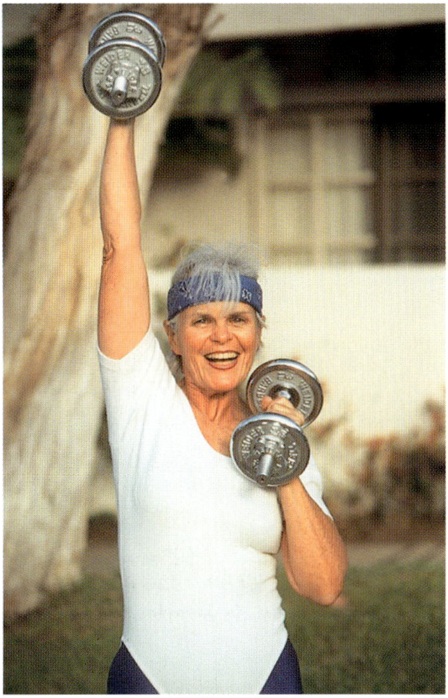

Andererseits treffen wir leider auch auf vorgealterte Menschen, die schon Alterskrankheiten haben, wenn sie noch jung bzw. jüngeren Alters sind. Menschen, die ihre von der Natur geschenkte Gesundheit missbrauchen, ihren Körper schädigen. Es gibt 65-jährige, die an allen möglichen Alterskrankheiten leiden, wie z. B. Arteriosklerose, Kreislaufschwäche, Vergesslichkeit und Gelenkabnutzungen, oder die möglicherweise bereits einen Schlaganfall oder Herzinfarkt erlitten haben. Sie befinden sich

Reparaturmedizin

schon seit längerem in den Händen der Reparaturmedizin, die es ihnen möglichst bequem macht, so weiterzuleben wie bisher. Mittels Tabletten werden sie auch alt, dafür aber gebrechlich, schwach und geistig träge.

> Die Vorstellung ist überholt, dass man gegen das Altern nichts tun kann. Es gibt heute zahlreiche Berichte darüber, was der Gesundheit schadet und was ihr gut tut. Wir wissen, dass Obst und Gemüse, möglichst wenig gekocht, sehr gesund sind, ebenso naturbelassene, nicht raffinierte Korn- und Reisprodukte. Wir wissen aber auch, dass zu viel fette Speisen, übermäßiges Rauchen und Trinken, der Verzehr von Lebensmitteln mit chemischen Zusatzstoffen etc. der Gesundheit schaden und sich negativ auf den Alterungsprozess auswirken.

Individuelle Gewohnheiten

Es sind also die individuellen Lebensgewohnheiten, die in erheblichem Maße das Älterwerden des Menschen beeinflussen und dazu führen, dass Altern nicht gleich Altern ist.

! Diese Tatsache aber ist keine negative, sondern bei genauerem Betrachten eine positive. Warum? Weil eine bestimmte Lebensweise bzw. Lebensgewohnheiten ein Programm sind, das der Mensch umprogrammieren kann.

Das heißt konkret:

- Er kann aufhören, zu viel oder überhaupt zu rauchen, und gesünder leben.
- Er kann aufhören, ständig zu fett und kalorienreich zu essen.
- Er kann aufhören, permanent vor dem Fernseher zu sitzen und zu versteifen.
- Er kann sich stattdessen gesünder ernähren und regelmäßig sportlich betätigen.

Diese Programm-Veränderungsfaktoren werden sich positiv auf seinen Alterungsprozess auswirken.

Die Anti-Aging-Medizin kann jedem, der sich wünscht länger jung und vital zu bleiben, dabei helfen, diesen Anti-Alterungs-Prozess noch zu intensivieren, denn mit Hilfe der Anti-Aging-Medizin gibt es heute neue, allerdings noch wenig verbreitete Möglichkeiten, das innere Organsystem im Menschen wieder zu verjüngen und das biologische Alter zu senken. Dazu muss ein spezieller »Anti-Aging-Plan« erstellt werden, der die individuellen Besonderheiten eines jeden Menschen berücksichtigt.

Anti-Aging-Plan

Nicht nur aus meiner eigenen Praxis kann ich sagen, dass die Patienten, die ihrem »Anti-Aging-Plan« bisher gefolgt sind und ihren Lebensstil verändert haben, bereits nach sechs bis acht Monaten erstaunliche Erfolge erzielt haben: Ihre Haut wurde glatter, Falten verschwanden teilweise oder ganz, es kam zu einer erheblichen Reduzierung von Erkältungskrankheiten und Übergewicht und zu einer deutlichen Steigerung der Leistungsfähigkeit. Sie wirkten insgesamt jünger, vitaler und freudiger.

Mit Anti-Aging die biologische Uhr stoppen

Mitte der siebziger Jahre machten die Alten in den USA Druck. Sie forderten eine Institution, die den Alterungsprozess erforschen und neue Wege zur Vermeidung altersbedingter Erkrankungen aufzeigen sollte. Die AARP, die *American Association for Retired Persons*, gründete das heute noch aktive, aber leider nur mit wenig Anti-Aging-Engagement existierende NIA, das *National Institute of Aging*.

AARP und NIA

Leider verkam das Institut bereits Anfang der neunziger Jahre zu einer Reparaturmedizinstätte, die sich hauptsächlich damit beschäftigte, mit welchen Medikamenten älteren Menschen geholfen werden kann, wenn sie einmal erkrankt sind. Keine Spur mehr vom Pioniergeist der Prävention!

Die von dem Anti-Aging-Gedanken überzeugten Forscher, Pioniere wie *David Rudman, Denham Haman, Richard Cutler, Roy Walford* und andere, trafen sich im mexikanischen Acapulco, um eine neue Organisation zu gründen und nannten sie: *American Academy of Anti-Aging Medicine*. Damit war der Grundbaustein für eine wissenschaftlich fundierte Anti-Aging-Medizin gelegt, die ihren Siegeszug über den gesamten amerikanischen Kontinent bis nach Europa gemacht hat.

Academy of Anti-Aging Medicine

- *Rudman* hatte als Erster mit durchschlagendem Erfolg Studien über den Einsatz des Wachstumshormons zur Prävention altersbedingter Erkrankungen und zur Verjüngung durchgeführt.
  Wachstumshormon
- *Walford* bewies den lebensverlängernden Effekt von Kalorienreduktion unter Einbeziehung von Selbstversuchen in seinem berühmten Experiment in der Biosphäre I in der Wüste von Nevada.
  Kalorienreduktion
- *Cutler* konnte nachweisen, dass Arten mit hoher metabolischer Rate, d.h. mit hohem Stoffwechselumsatz, kürzer leben und dass diese Arten mit weniger natürlichen körpereigenen Antioxidanzien ausgestattet waren.
  Stoffwechselumsatz
- *Haman* wurde mehrfach geehrt wegen seiner bahnbrechenden Ergebnisse in der Erforschung der Oxidationsprozesse.
  Oxidationsprozesse

Sie alle konnten damals noch nicht ahnen, welche bahnbrechenden Erfolge die Anti-Aging-Medizin einmal schaffen würde.

Während meines Examens zum Anti-Aging-Facharztdiplom in den USA begegnete ich hunderten von Ärzten aus aller Welt, die sich mit den Möglichkeiten der Anti-Aging-Medizin beschäftigen.

Die American Academy of Anti-Aging Medicine hat mittlerweile über 60.000 Ärzte als Mitglieder. Täglich kommen neue Forschungsergebnisse aus der Altersforschung hinzu, welche die Anti-Aging-Medizin immer mehr zur zukünftigen Medizin des neuen Jahrtausends machen. Sie wird in immer stärkerem Maße die Reparaturmedizin der heutigen Zeit ablösen.

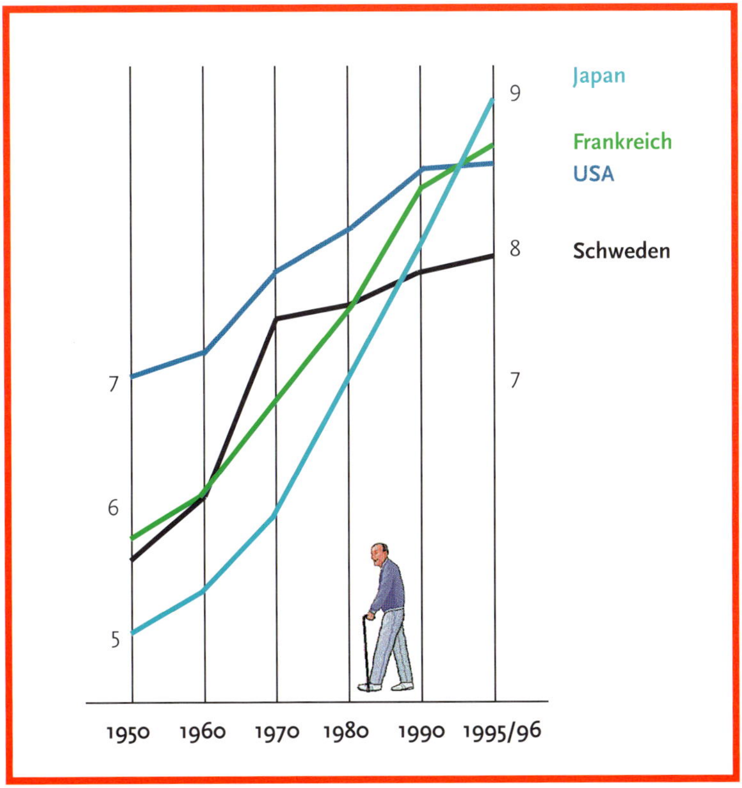

Entwicklung des Lebenserwartungszuwachses von 1950 bis 1996

Baby-Boomer-Generation

Es besteht bereits heute eine zunehmende Nachfrage nach der Anti-Aging-Medizin. Durch den konstanten Geburtenrückgang in den letzten Jahren und aufgrund der umgekehrten Alterspyramide werden voraussichtlich nicht nur die Kosten für das Gesundheitswesen in der ganzen Welt extrem steigen, sondern auch die so genannte Baby-Boomer-Generation, d.h. die zwischen 1946 und 1966 Geborenen, wird länger arbeiten müssen. Die Anti-Aging-Medizin kann in starkem Maße dazu beitragen, dass diese Menschen länger leistungsfähig, vital und geistig flexibel bleiben.

Think young, live long!

»Think young, live long!« Dieser Satz des berühmten Anti-Aging-Wissenschaftlers *Dr. Ronald Klatz*, Präsident der American Academy of Anti-Aging Medicine (»A4M«), hört sich simpel an. Doch zum Sich-jung-Denken benötigen wir die richtigen körperlich-mentalen und spirituellen Bedingungen. Wenn diese nicht vorhanden sind, nützt die schönste Anti-Aging-Lebensphilosophie nichts. Grundsätzlich gilt es zwei Regeln zu beachten:

- *Schützen Sie sich vor Herzinfarkt!*

Homocystein

Herzinfarkt und Schlaganfall stellen in den westlichen Ländern das bei weitem höchste Risiko für vorzeitigen Tod, Gebrechlichkeit und frühes Altern dar! Deshalb gilt: Vermeiden Sie fettreiche Ernährung, senken Sie Ihre Cholesterin- und Blutfettwerte, halten Sie Ihren Blutdruck unter 140/90 mmHg, senken Sie das Homocystein, reduzieren Sie Ihren Zuckerkonsum.

Notwendige Maßnahmen: Treiben Sie täglich 30 Minuten Sport. Ob Sie walken, joggen, radeln oder rudern, das hängt von Ihrer sportlichen und körperlichen Grundverfassung ab. Besprechen Sie dies mit Ihrem Anti-Aging-Arzt. Ein guter Anti-Aging-Arzt ist auch in Sportmedizin ausgebildet. Wenn Sie danach leben, gewinnen Sie 13 Jahre zu Ihrer geschätzten Lebenserwartung dazu!

- *Vermeiden Sie chronischen Stress!*

Negativer und positiver Stress

Wenn Sie jeden Morgen mit Ihrem Auto im Stau stehen und sich ärgern, dann altern Sie schneller. Negativer Stress ist gefährlich und macht Sie mürbe. Bei chronischem negativem Stress wird vermehrt Cortison gebildet, sodass sich das Immunsystem, das Gedächtnis, der Blutzucker und die Widerstandskraft des Körpers verschlechtern: Ihre vorschnelle Alterung ist vorprogrammiert! Ein erfolgreicher Geschäftsabschluss oder eine neue Liebe hingegen sind positiver Stress. Dieser verbessert die Stoffwechselfunktionen, die genetische Expression und verlangsamt das Altern.

Anti-Stress-Programm

Notwendige Maßnahmen: Praktizieren Sie ein regelmäßiges Anti-Stress-Programm, z. B. Entspannungsstunden oder -tage, autogenes Training, Meditation oder Yoga. Wenn Sie so leben, gewinnen Sie 3 Jahre zu Ihrer geschätzten Lebenserwartung hinzu!

Mentale Kraft

Die Anti-Aging-Medizin entwickelt sich immer mehr zum hochwirksamen »Jungbrunnen": Der Prozess des fortschreitenden Alterns wird durch den natürlichen Ausgleich der fehlenden Vitalstoffe wie Hormone, Vitamine, Spurenelemente, Antioxidanzien und Mineralien verzögert, Gesundheit und Leistungsfähigkeit werden maximiert und bleiben länger erhalten. Die mentale Kraft wird in allen drei Ebenen verstärkt: geistig, psychisch, spirituell. Das Immunsystem wird stabilisiert und verjüngt, die Haut und das Bindegewebe werden gestrafft und jünger, die Balance des Stoffwechsels wird wiederhergestellt.

Notwendige Voraussetzungen für die Aufnahme einer effizienten Anti-Aging-Behandlung sind:

- ausführliche ärztliche Beratung und Untersuchung;
- Computeranalyse zur Bestimmung des biologischen Alters (bestehend u. a. aus diversen Tests wie Fitnessanalyse, z. B. Stepptest, Ergometer; Lungenfunktionsprüfung, Herz-Kreislauf-Prüfung, Bestimmung der Body-Komposition, z. B. Muskel-Fett-Wasser-Anteile des Körpers; Gesundheitsrisiken etc.);
- Laboranalysen (u. a. Bestimmung Ihrer gesamten antioxidativen Kapazität, der Risikoparameter für die Entwicklung von Herz-Kreislauf-Erkrankungen, Diabetes und Krebs, Ihrer Hormonwerte, Ihres Immunstatus etc.);
- H-Scan-Messung (z. B. zur Feststellung von altersbedingten Veränderungen des Hörens, des Sehens, des Vibrationsempfindens, der Reaktionsgeschwindigkeit auf visuelle und auditive Reize etc.).

Präventivtherapie

Nachdem so alle Parameter bestimmt worden sind, erfolgen – wiederum durch den Computer – die gezielten *präventivtherapeutischen Maßnahmen*, z. B. Erstellung eines Ernährungsmusters, Anleitung für ein Ausdauer- und Krafttraining oder je nach Grundstatus ein leichtes Bewegungstraining. Danach bestimmt der Arzt in Absprache mit dem Patienten die weiteren Schritte und Strategien für eine erfolgreiche Anti-Aging-Behandlung mit dem Ziel, die biologische Uhr des Patienten zu stoppen.

Die Anti-Aging-Strategie ruht auf 6 Säulen zusammen:

- Hormonsubstitution zur Wiederherstellung der körperlich-geistigen Balance;
- Ausgleich mit Vitaminen, Nahrungsergänzungsstoffen, Antioxidanzien sowie mit so genannten Longevity-Drugs;
- Verjüngung des Aussehens, Faltenreduzierung und Cellulite-Behandlung mit Hilfe der Anti-Aging-Strategie;
- eine den Bedürfnissen des Körpers angepasste, ausgewogene Ernährung, reich an Vitaminen und Mineralien;
- Anleitung zum Sport und zu Bewegung im täglichen Leben, Fitness und Body-Contouring;
- Stärkung der mentalen Kraft, Konzentration und psychischen Stärke; Anleitung zur Beschäftigung mit spirituellen Inhalten des Lebens (Sinngebung).

Hormone steuern den Alterungsprozess

Der Begriff Hormone war viele Jahre lang eher negativ besetzt – man denke nur an Masttiere, die mit Hormonen hochgezüchtet wurden, oder an Frauen in der Menopause, die durch falsche Hormoneinnahme unter Übergewicht und Depressionen litten. Erst in den letzten Jahren kam es zu einer Revolution dieses Bereichs und zu einer positiven Entwicklung. Die Anti-Aging-Forschung hat in einem erheblichem Maße diese Trendwende mitbeeinflusst.

Negative Aspekte

Die einstigen negativen Aspekte, die in erster Linie auf ungenügender Erforschung und mangelndem Wissen vieler Ärzte beruhten, verändern sich zunehmend in positive Aspekte.

! Ich vertrete die Ansicht, dass der Bereich Hormone noch lange nicht in seiner ganzen fantastischen Fülle ausgeschöpft ist und die nächsten Jahre erst noch zeigen werden, welche herausragende Rolle den Hormonen im präventiven Gesundheitsbereich, zu dem ich auch immer den Anti-Aging-Bereich zähle, zukommt.

Hormone sind kein unbedeutendes organisches Zufallsprodukt eines modernen Menschen, sondern sie existieren, seit es auf dieser Erde Wirbeltiere gibt. Hormone moderieren und steuern die Funktionsabläufe zwischen den Zellen und dienen somit der Erhaltung der Art.

Somatolaktine

Die ersten Hormone waren die Somatolaktine, die das Wachstum und die Vermehrung der primitiven Wirbeltiere vor 400 Millionen Jahren regulierten.

Diese Strategie eines einzigen Hormons für alle wichtigen Funktionen ließ sich aber nicht so durchhalten, da die Organismen komplexer und zunehmend mehr Funktionen nötig wurden. So wurden die Riesenmoleküle aufgespalten und es entstanden aus einem zwei Hormone, aus zweien drei usw. Im Laufe der vielen Millionen Jahre

Differenzierung

wurden diese Hormone immer feiner und differenzierter und hatten immer verschiedenartigere Funktionen und Wirkorte.

Hormonorchester

Die Evolution brachte die einzelnen Hormone dazu, wie ein Orchester immer intensiver zusammenzuarbeiten. Dieses »Hormonorchester« besteht mittlerweile aus über 100 Hormonen (oder »Musikern«), die alle verschiedene Instrumente spielen können, d.h. die verschiedensten Funktionen ausüben können.

! So lässt es sich erklären, wie der Ausfall eines Hormons vom Menschen anfangs manchmal gar nicht bemerkt wird. Erst der Ausfall mehrerer Hormone, z. B. während des Alterungsprozesses, erzeugt dann nicht nur Misstöne, sondern verändert die »musikalische Leistung« des gesamten »Orchesters«: Mit einem Quartett kann man keine Symphonien mehr spielen.

Aber genau das wollen wir auch weiterhin, wenn wir älter werden. Wir wollen weder, dass Musiker ausfallen noch dass es zu Missklängen kommt, die uns vor Augen führen, dass unser Organismus alt geworden ist und gerade noch auf der Quartettebene spielt.

Damit die Hormone an ihren Zielorganen effizient wirken können, sind sie auf gut miteinander funktionierende intra- und interzelluläre, biochemische und molekulargenetische Prozesse angewiesen. Der Dirigent des »hormonalen Orchesters« ist der genetische Regulationsmechanismus, der immer wieder dafür sorgt, dass die Bedürfnisse des Organismus nach bestimmten gleichartigen Hormonen unablässig erfüllt werden.

Im menschlichen Organismus wirken sage und schreibe über 100 verschiedene Hormone wie ein Orchester zusammen! Davon sind für die Anti-Aging-Forschung die Hormone wichtig, deren Menge und Funktion im Alter absinkt. Der Spiegel dieser Hormone kann jederzeit durch einen Hormontest festgestellt und, wenn nötig, gezielt ersetzt werden. Für die Steuerung der Alterungsprozesse sind zwei, von ihrer biochemischen Grundlage her verschiedenartige Hormongruppen von Bedeutung:

Zwei wichtige Hormongruppen

- *Proteohormone*
  Das sind die Hormone, die aus einer oder mehreren Aminosäuren aufgebaut sind.

Dazu gehören das *Wachstumshormon Somatotropin* (STH= Somatotropes Hormon), das Milchbildungshormon *Prolaktin*, das *Leptin* (ein Hormon, welches das Sättigungsgefühl mitteilt), das *Insulin* und das *Glukagon* (zwei Hormone, die den Kohlehydrat-, Eiweiß- und Fettstoffwechsel regeln), ferner das *Melatonin* der Zirbeldrüse sowie alle Peptidhormone, deren Ursprung die Hirnanhangsdrüse ist, wie z. B. das *ACTH* (das die Bildung der Nebennierenrindenhormone anregt) oder das *TSH* (das die Schilddrüsenhormon-Produktion und -Wirkung steuert). Ferner zählen die *Endomorphine* und *Enkephaline* sowie die die Geschlechtsdrüsen bei Mann und Frau steuernden Hormone *FSH* und *LH* dazu.

Peptidhormone

ACTH (adrenocorticotropes Hormon), FSH (Follikel-stimulierendes Hormon), LH (luteinisierendes Hormon) und TSH (Thyreoidea-stimulierendes Hormon) haben dabei die Gemeinsamkeit, dass sie auf andere Organe im Körper einwirken, um dort die Produktion und Sekretion weiterer Hormone anzuregen, die dann wiederum selber ihre Wirksamkeit an anderen Körperorganen entfalten. Sie werden unter dem Einfluss unserer zentralen Steuerungsdrüse, des Hypothalamus, der im Mittelhirn gelegen ist, in der Hirnanhangsdrüse gebildet. Von dort werden sie ins Blut abgegeben, wo sie auch gemessen werden können. Sie erreichen auf diesem Wege ihre Zielorgane Eierstock, Hoden, Schilddrüse oder Nebennierenrinde.

Hirnanhangsdrüse

Nur aus einer Aminosäure bestehen die Hormone, die vorwiegend im vegetativen Nervensystem, aber auch im Gehirn und an den Nervenenden als Überträger der elektrisch über den Nerven geleiteten Impulse agieren. Dazu zählen *Adrenalin, Noradrenalin, Dopamin, Serotonin* und *Acetylcholin*.

■ *Steroidhormone*
Das sind die Hormone, die sich vom Cholesterin herleiten.

Diese Hormongruppe ist in der Anti-Aging-Medizin von größter Bedeutung, da sie sich während des Alterungsprozesses am meisten verändern und deshalb erhebliche Organfunktionsstörungen hervorrufen können, die sich zunächst nur auf zellulärer Ebene abspielen und damit anfangs nicht bemerkt werden. Erst wenn die gesamte funktionelle Organkapazität herabgesetzt ist, treten merkbare Störungen oder messbare Veränderungen auf. Die Anti-Aging-Medizin zielt daher darauf ab, möglichst früh mit ihrer Diagnostik einzusetzen.

Steroidhormone werden in den Reproduktionsorganen, d. h. vornehmlich in Hoden, Eierstock und Nebennierenrinde gebildet.

Nebenniere

Die Nebenniere ist ein kleines Organ, das sich am oberen Pol beider Nieren befindet. Sie besteht aus der Nebennierenrinde und dem Mark. In den Zellen der Rinde werden Pregnenolon, DHEA (Dehydroepiandrosteron), Progesteron, Androstendion, Testosteron, Estradiol, Aldosteron und Cortison hergestellt. In den Markzellen, die eigentlich Endpunkte der Nerven des vegetativen Nervensystems darstellen, werden die Nervenüberträgerstoffe Adrenalin und Noradrenalin produziert.

Seit kurzem wissen wir aber, dass es noch viele andere Organe gibt, in denen Steroidhormone produziert werden. Dazu zählt vor allem das Gehirn, das sowohl den Produktionsort als auch das Zielorgan einiger Steroidhormone darstellt.

Rezeptoren

Die Wirkung der Hormone auf die Zellen geschieht über so genannte Rezeptoren. Das sind genau genommen »Schlösser«, an de-

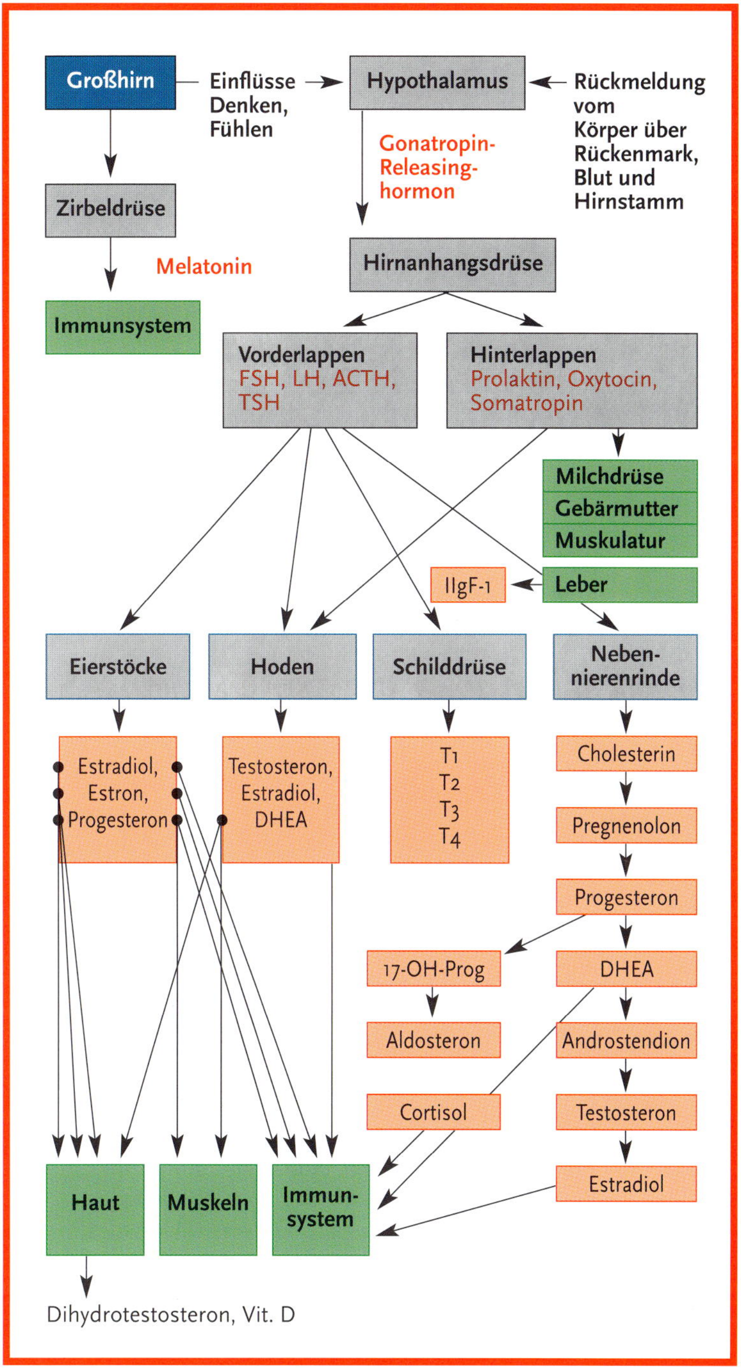
Großhirn
Einflüsse
Denken,
Fühlen
Hypothalamus
Rückmeldung vom Körper über Rückenmark, Blut und Hirnstamm
Gonatropin-Releasing-hormon
Zirbeldrüse
Melatonin
Immunsystem
Hirnanhangsdrüse
Vorderlappen
FSH, LH, ACTH, TSH
Hinterlappen
Prolaktin, Oxytocin, Somatropin
Milchdrüse
Gebärmutter
Muskulatur
IIgF-1
Leber
Eierstöcke
Hoden
Schilddrüse
Neben-nierenrinde
Estradiol,
Estron,
Progesteron
Testosteron,
Estradiol,
DHEA
T1
T2
T3
T4
Cholesterin
Pregnenolon
Progesteron
17-OH-Prog
DHEA
Aldosteron
Androstendion
Cortisol
Testosteron
Estradiol
Haut
Muskeln
Immun-system
Dihydrotestosteron, Vit. D

nen die passenden Hormone wie ein Schlüssel »andocken«, um dann ihre Wirkung über verschiedene biochemische Vorgänge, die für alle Hormone gleich sind, zu entfalten.

Damit die Signale von den Hormonen an die DNS des Zellkerns auch wirklich gefiltert ankommen, hat die Natur an der Wand des Zellkerns »Türsteher« postiert, die nur genau diesem oder jenem Signal die Tür öffnen. Würde dies nicht so geschehen, wäre eine völlig falsche Signalübertragung an die DNS des Zellkerns vorhanden und die angefertigte Kopie wäre falsch. Eine Katastrophe für die Zelle, denn sie muss falsche Kopien sofort vernichten, damit aus dieser einen falschen Kopie nicht tausend weitere entstehen. Für dieses biochemisch-molekulargenetische Modell des »Türstehers« wurde dem Deutschen *Günter Blobel* 1999 der Nobelpreis für Medizin verliehen.

Türsteher-Modell

Die für die Hirnalterungsprozesse wichtigen Rezeptoren sind benannt nach demjenigen Überträgerstoff, der die elektrischen Erregungsimpulse der Nerven von einer Nervenendung zur nächsten (Synapse) weiterleitet, modifiziert, teils abschwächt oder teils auch verstärkt. Die Hormonforscher in der Anti-Aging-Medizin erforschen zum besseren Verständnis die Hirnalterungsprozesse mit dem *GABA-Rezeptor* (benannt nach dem Erregerstoff, der Gamma-Amino-Buttersäure) und mit dem *NMDA-Rezeptor* (= N-Methyl-Di-aspartat).

Synapse

GABA und NMDA

- Der *GABA-Rezeptor* dämpft Erregungsprozesse im Gehirn und moduliert damit Überaktivitäten von Motorik und Gefühlswahrnehmungen, vorwiegend psychischer Art. Progesteron, DHEA und Pregnenolon können hier wirksam werden.
- Der *NMDA-Rezeptor* ist für die Konzentration, Merkfähigkeit, das räumliche Gedächtnis und das Kurzzeitgedächtnis sehr wichtig. Estradiol, Pregnenolon und Testosteron sowie DHEA sind hier aktiv wirksam.

Alle Hormone unterliegen sowohl Tagesrhythmen als auch dem Alterungsprozess, d. h. mit zunehmendem Alter schwächen sie sich ab, sodass ab 65 Jahren keine hohen Spitzenwerte für die meisten Steroidhormone und die Hormone des Hypothalamus und der Hirnanhangsdrüse mehr gemessen werden können.

Biorhythmen

Die Biorhythmen spielen überhaupt eine große Rolle bei der Hormonsekretion. Bei Frauen drückt sich das zyklische hormonelle Geschehen im Hypothalamus ab einem bestimmten Alter, der Menarche, bis zu einem bestimmten Alter, der Menopause, durch ihren Monatszyklus aus.

Da beim Mann die Hormonsekretion eher monophasisch, d. h. nicht in Monatszyklen, dafür aber in Tagesrhythmen vor sich geht, merkt er den kontinuierlichen Hormonabfall des Testosterons nicht so schnell wie die Frau, bei der das zyklische Geschehen meist abrupt aufhört. Die Produktion ihrer Hormone, Estradiol und Progesteron, fällt rasch ab, da die Eierstöcke nur eine begrenzte Lebenszeit haben. Den Zeitraum vor dem Sistieren der Östrogen- und Progesteronbildung nennt man Prämenopause. Sie ist durch unregelmäßige Zyklen, häufig mit einer Östrogendominanz, gekennzeichnet. Dieses Überwiegen der Östrogene gegenüber dem Gelbkörperhormon Progesteron rührt daher, dass die Eisprünge zuerst ausbleiben. Das spüren die Frauen häufig durch verlängerte Zyklen, Brustspannen, depressiv-ängstliche Stimmungen und das Gefühl des »Aufgeschwemmtseins« mit geschwollenem Bauch.

Prämenopause

Ungefähr mit 50 Jahren erlischt dann die Eierstockfunktion und es tritt der absolute Progesteron- und Östrogenmangel auf. Nun manifestieren sich die bekannten Symptome wie Hitzewallungen, Depressionen, Gereiztheit, Schlafstörungen, Haut-, Schleimhaut- und Augentrockenheit. Dieses Syndrom der Wechseljahre ist seit dem 17. Jahrhundert, wo es unter adligen Frauen am Hof der französischen Könige zum ersten Mal beobachtet wurde, bekannt und steht offensichtlich mit kulturellen Entwicklungen und besserer Ernährung in Zusammenhang.

Beim Fehlen von Hormonen kann es leicht zur Entwicklung von Krankheiten kommen, sodass es nur natürlich und logisch erscheint, die fehlenden Hormone zu ersetzen.

Hormonsubstitution

! Die älteste Methode der Hormonbehandlung stellt, wie *Prof. Johannes Huber* aus Wien so treffend formulierte, der Sexualverkehr dar. Jeder Mann bekommt beim Geschlechtsakt von seiner Partnerin über die Vaginalsekrete Östrogene zugeführt, die es ihm ermöglichen, dass seine Penisblutgefäße erweitert sind und er ohne Herzbeschwerden die Anstrengungen eines Koitus überstehen kann. Umgekehrt erhält die Frau vom Mann mit seiner Samenflüssigkeit Testosteron, das ihre Lust beim Geschlechtsverkehr steigert.

Dr. William Regelson, Chefarzt der Onkologie an der Virginia Commonwealth University, meint zum Thema der Hormon-Ersatzbehandlung: »Wenn man einen Gesundheitspegel aufrechterhalten will, muss man die physiologischen Grundlagen dafür schaffen: Aufrechterhaltung der physiologischen Hormonspiegel durch Ausgleich fehlender Hormone.«

Somatotropin – das Hormon der Jugendlichkeit

Herausragende Stellung

Das Wachstumshormon (STH = Somatotropes Hormon) nimmt in der Riege der Hormone im Hinblick auf den Alterungsprozess eine herausragende Stellung ein. Anhand eines Praxisbeispiels will ich Ihnen die häufig auftretende Problematik im Zusammenhang mit STH schildern.

Paul war um die 50 Jahre alt, als er mich aufsuchte. Er sagte, seine Frau habe ihn geschickt, da sie seine soziale Isolierung, seine Weigerung, mit ihr auszugehen und unter andere Menschen zu gehen, nicht mehr akzeptieren wolle. Ihn selber störte sein Verhalten nicht so sehr, lediglich einige Veränderungen gaben ihm zu denken, z. B. eine zunehmende Schwäche und Müdigkeit, fettiges Haar, Zahnfleischbluten und depressive Stimmungen.

! *Paul* war der typische Fall eines Patienten, der trotz intensiver internistischer Untersuchung und Behandlungsansätze keine Besserung erfahren hatte. In den meisten Fällen dieser Art wird der Patient dann, da körperlich alles in Ordnung ist, von seinem behandelnden Arzt an einen Psychotherapeuten überwiesen.

Es zeigte sich folgende Problemsituation: *Paul* sperrte sich zu Haus ein, war erheblich soziophobisch, hatte depressive Stimmungsschwankungen und litt unter einem chronischen Müdigkeitssyndrom. Was *Paul* selber nicht aufgefallen war, weil viele Männer in der Altersklasse um 50 ihn mit sich herumtragen, war der größer werdende Bierbauch.

Bierbauch

Ich bat den Patienten, mir ein früheres Foto von sich zu zeigen, damit wir sehen konnten, wie er vor einigen Jahres ausgesehen hatte. Er brachte daraufhin ein Bild mit, das vor acht Jahren aufgenommen worden war. Welch ein Unterschied! Der *Paul* vor acht Jahren war ein sportlicher Typ, muskulös mit leichtem Bauchansatz, als Manager war er viel unterwegs und joggte regelmäßig in seiner Freizeit, er machte einen jugendlich frischen Eindruck und war – wie er berichtete – sexuell ziemlich aktiv.

Was war mit *Paul* geschehen? War er einfach alt geworden, wie sein Hausarzt meinte? Oder ließ sich seine Veränderung auf einen abnormen oder beschleunigten Alterungsprozess zurückführen? Nein!

Wie sich messen ließ, hatte der Patient einen extremen Mangel an dem Wachstumshormon Somatotropin. Wir begannen daraufhin mit einer Anti-Aging-Behandlung, die aus einer Substitution mit Wachstumshormon bestand, ergänzt um sportliche Aktivitäten (regelmäßiges Joggen) und eine gesunde Ernährung. Schon nach einigen Wochen zeigten sich die ersten Erfolge: Der Bauch des Mannes verlor deutlich an Umfang, sein Sexualleben kam wieder in Schwung, er ging wieder unter Menschen und seine Frau hatte wieder ihren *Paul*, wie sie ihn immer gekannt hatte.

An diesem Praxisbeispiel zeigt sich die unglaubliche Wirkung, die mit STH erzielt werden kann: Es stimuliert den Muskelaufbau und den Fettabbau und reguliert die Eiweißsynthese. Der Aufbau der Muskulatur wird gefördert, das Bauchfett vermindert, Osteoporose verhütet, Zahnfleischschwund gebremst und die altersbedingte Rückbildung des Kieferknochen aufgehalten.

Wirkung auf psychischer Ebene

STH wirkt aber auch auf der psychischen Ebene: Es beseitigt chronische Müdigkeit, fördert die soziale Bindungsfähigkeit und die sexuelle Performance. Auch für die Erhaltung der Schönheit ist das Wachstumshormon unentbehrlich, denn es hat eine fantastische Wirkung auf die Kollagenfasern, die Hautmuskeln und das Hautbindegewebe.

Leider steht uns STH nicht ein Leben lang unbegrenzt zur Verfügung. STH fällt alle 10 Jahre um 14 % ab. In einem Alter von 20 Jahren beträgt die STH-Produktion in der Hirnanhangsdrüse 500 millionstel Gramm (mcg) täglich. Mit 40 Jahren beträgt die Produktion über die Hälfte weniger, nämlich nur noch 200 mcg! In einem Alter von 80 Jahren stehen uns sogar täglich nur noch 25 mcg zur Verfügung!

Ist unser STH-Spiegel im Blut sehr niedrig, so kann die zusätzliche Einnahme von Wachstumshormon Wunder bewirken. Nicht umsonst spricht *Robert Goldman*, Chef der Olympia-Ärzte der USA, vom »Miracle des Alters«. Die Veränderungen, die nach STH-Gabe eintreten, sind absolut verjüngend. Nicht nur, dass der Hormonspiegel wieder auf das Alter eines 35-jährigen Menschen eingestellt wird, nein, auch alle Stoffwechselvorgänge in Muskel, Fettgewebe, Hirn und Haut werden wieder verjüngt.

STH und Insulin

Konkurrierende Funktionen

Beide Hormone sind Gegenspieler, d.h. ihre Funktionen im Stoffwechsel sind zum großen Teil konkurrierend. Während Insulin im

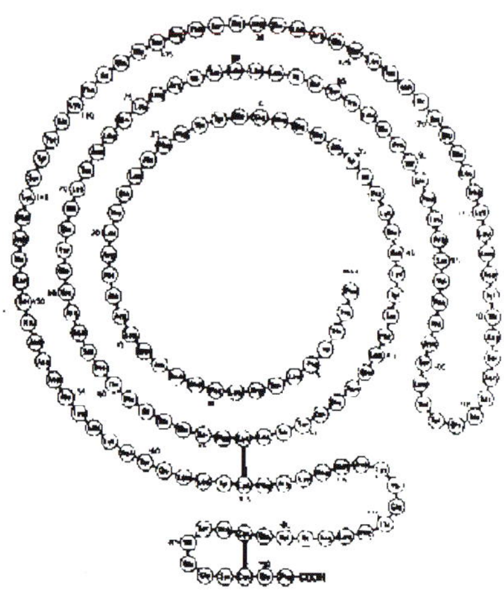

Das Wachstumshormon-Molekül besteht aus 192 Aminosäuren, die wie Perlen an einer Schnur aufgereiht sind

Alter ansteigen kann und den Blutzucker- und Fettstoffwechsel immer schlechter beherrscht, sinkt sein Gegenspieler, das Wachstumshormon STH, ab. Damit kommt es zu einer zunehmenden Verschlechterung des Gesamtbefindens des Menschen.

Bisher gibt es noch keine ausreichenden Erklärungen dafür, warum das so ist. Bei Insulin weiß man inzwischen, warum es im Alter immer weiter ansteigen kann. Die Rezeptoren an der Zelle, verantwortlich für die Einschleusung des Zuckers, sind wegen ständiger Ernährungsfehler und aufgrund der altersbedingten Prozesse unempfindlicher geworden.

Der häufigste sichtbare Grund für den Anstieg des Insulinspiegels ist und bleibt der »Fettbauch«. Er ist zumeist das Resultat einer falschen und ungesunden Ernährung, häufig gekoppelt mit STH-Mangel. Im Anti-Aging-Bereich gilt der Fettbauch als einer der schlimmsten Feinde der Jugendlichkeit sowie als größter Beschleuniger des Alterns, denn der mit ihm in der Regel verbundene erhöhte Insulinspiegel führt zu Hochdruck, Diabetes mellitus Typ II, Atherosklerose und erhöht das Herzinfarktrisiko.

! Man muss sich einmal vergegenwärtigen, welch eine Kette von Folgen STH-Mangel nach sich ziehen kann: *Dr. Ake Bengtson* vom Göteborger Salgrenska-Krankenhaus konnte nachweisen, dass Menschen mit STH-Mangel im Vergleich zu Menschen mit normalisierten Werten nur die halbe Lebenserwartung aufwiesen! Wurde der STH-Mangel bei betroffenen Testpersonen ausgeglichen, so kam es nach etwa 6 Monaten zu deutlichen gesundheitlichen Verbesserungen, z. B. Normalisierung des Blutfettspiegels, Erhöhung der Energie, Leistung und Ausdauer. Innerhalb von 12 Monaten besserte sich Osteoporose, der Fettbauch verschwand und die Muskelmasse nahm wieder zu, ebenso verschwanden Ängste und Depressionen.

900-Personen-Studie

Diese Ergebnisse wurden alle belegt in Pionierstudien aus Skandinavien und England. *Dr. Cass Terry* berichtete auf einem Kongress der American Academy of Anti-Aging Medicine über seine 1996 durchgeführte Studie: Eine gemischte Gruppe aus 900 Frauen und Männern zwischen 39 und 74 Jahren, die alle STH-Mangel aufwiesen, wurden über 6 Monate mit Wachstumshormon behandelt. Dabei wurden folgende Ergebnisse erzielt:

- Die Blutfette sanken signifikant in allen Gruppen.
- 80 % der über 45-jährigen erlebten eine signifikante Verbesserung der Body-Komposition (Fettverminderung und Zunahme der Muskelmasse).
- 76 % berichteten über eine Zunahme von sexueller Lust und Potenz. Darunter befanden sich übrigens auch viele Frauen.
- 84 % erfreuten sich einer gesteigerten Vitalität.
- 64 % fühlten sich emotional stabiler, durchsetzungsfähiger.
- Bei 60 % war eine erhebliche Verbesserung der Gedächtnisleistung nachweisbar.

Bemerkenswert war die Tatsache, dass es zu keinerlei Nebenwirkungen bei der Einnahme des Wachstumshormons kam.

STH und das Immunsystem

In gleicher Weise, wie wir altern, altert auch unser Immunsystem. Wir sehen das an grippalen Infekten, die früher, als wir noch jünger waren, nach spätestens einer Woche abgeklungen waren. Mit zunehmendem Alter jedoch dauern sie immer länger, verlaufen schwerer und manchmal machen sie sogar einen Krankenhausaufenthalt notwendig.

Grippale Infekte

Um dieses Phänomen erklären zu können, müssen wir an den Anfang unseres Lebens zurückgehen. Jedes Neugeborene besitzt unterhalb des Kehlkopfes eine riesige Immundrüse, die nach der Lösung von der Nabelschnur ihre Arbeit aufnimmt. Diese Thymusdrüse wächst in der Kindheit und bildet Milliarden von Immunzellen, die so genannten T-Zellen, die ins Blut abgegeben werden und bei kleinen Verletzungen und Infekten sofort zur Stelle sind. Während der Pubertät erreicht unser Immunsystem seinen Höhepunkt; unsere Abwehrfunktionen »strotzen vor Kraft«.

Thymusdrüse

Wenn wir älter werden, beginnt die Thymusdrüse zu schrumpfen, bis sie im Alter von 40 Jahren nur noch ein Schatten ihrer selbst ist. Wenn wir 60 Jahre alt sind, haben wir Schwierigkeiten, diese Drüse überhaupt noch zu finden. Im gleichen Maße, wie sich die Drüse zurückbildet, steigt auch unsere Infektanfälligkeit.

Man kann diesen Abbau der Immunabwehr mit einer langsam verlaufenden unterschwelligen AIDS-Erkrankung vergleichen. Auch bei AIDS kommt es zur Zerstörung der T-Lymphozyten und zur Verminderung der Abwehrstoffe, wie z. B. Interleukin-2, das in den T-Zellen gebildet wird. Dieser negative Prozess lässt sich durch Verabreichung des Wachstumshormons STH stoppen und sogar rückgängig machen. Nach einer Behandlung von etwa vier Wochen steigt die Zahl der T-Zellen und Antikörper wieder an, Interleukin-2 wird vermehrt gebildet, das Immunsystem kann wieder auf einen Ausgangswert eines 30-jährigen zurückgeschraubt werden. Zusätzlich kommt es zum Anstieg der roten Blutkörperchen, sodass vermehrt Sauerstoff zur Bekämpfung der Infektionen im Gewebe zur Verfügung steht. Der Organismus ist wieder in der Lage, seinen Kampf gegen Infektionen, aber auch gegen Krebs aufzunehmen und zu gewinnen; die Krankheitszeiten verkürzen sich.

Interleukin-2

STH und seine Wirkung auf das Herz-Kreislauf-System

Verbesserte Herzleistung

Die Einnahme des Wachstumshormons STH verbessert die Herzleistung, indem es einerseits zu einer Vermehrung der Herzmuskelmasse und andererseits zu einer Stimulation des Kapillarwachstums der Herzkranzgefäße kommt. Wenn Sie beispielsweise neben der Einnahme von STH auch ein regelmäßiges Sporttraining absolvieren, dann erreichen Sie eine deutlich verbesserte Laufleistung.

Bedeutend ist auch die Tatsache, dass es mit der Einnahme von STH zu einem Absinken des Gesamtcholesterins kommt. Damit schützen Sie sich vor Atherosklerose und Herzinfarkt.

STH und die Verbesserung der Lungenfunktion

Durch die Einnahme des Wachstumshormons STH kommt es zu einer Vermehrung der roten Blutkörperchen, was zur Folge hat, dass von der Lunge mehr Sauerstoff aufgenommen werden kann. Wenn Sie beispielsweise als Folge Ihres Alterungsprozesses eine schlechtere Lungenfunktion bekommen, können Sie durch die Einnahme von STH die Leistungsfähigkeit Ihrer Lungen wieder deutlich verbessern. Am deutlichsten merkt man das am Treppensteigen, das mit zunehmendem Alter immer mühevoller wird. Mit STH können Sie die Treppen in Ihrem Büro wieder leichter nehmen, länger und schneller laufen und ermüden nicht so schnell.

Wieder leichter Treppen steigen

STH und die Kosmetik

Der belgische Anti-Aging-Arzt *Dr. Thierry Herthoge*, der sich seit mehreren Jahren eingehend mit den Problemen der Hautalterung beschäftigt, berichtete über Ergebnisse einer von ihm durchgeführten Studie mit 48 Personen, die er mit STH behandelte. Es kam zu folgenden positiven kosmetischen Resultaten:

Hautalterung

- Verminderung der Faltenbildung im gesamten Gesicht 75,5 %
- Leichte Rückbildung von Tränensäcken 71,0 %
- Kinnfaltenverminderung 65,8 %
- Straffung schlaffer Hautfalten am gesamten Körper 62,5 %
- Muskelmassenvermehrung (Trizepsmuskel) 60,7 %
- Verminderung des Bauchfetts 48,0 %
- Muskel- und Hautspannungsvermehrung (Hände) 41,6 %
- Verminderung der Kniefettpolster 41,2 %
- Verbesserung der Kinnrückbildung 34,5 %
- Kräftigung von dünnem, brüchigem Haar 28,1 %
- Verstärkung der Lippenkontur 25,0 %
- Verminderung des Gesamtkörperfettes 33,3 %

Im Anti-Aging-Bereich spielt STH für die Erhaltung der jugendlichen Haut eine wichtige Rolle. Ich kenne viele Frauen aus meiner Praxis, die damit erstaunliche Wirkungen erzielt haben.

STH und Brain-Aging

Viele Menschen fürchten sich davor, dass der Alterungsprozess ihre Gehirnleistung und -funktion beeinträchtigt, und leider ist dem auch oft so. Diese Angst aber ist heute unbegründet, weil im Prinzip jeder durch Einnahme des Wachstumshormons STH seine Hirnfunktion leistungsfähig erhalten kann.

Eine niederländische Studie belegt die Wirkung von STH auf Konzentration, Merkfähigkeit und Gedächtnisleistungen. Bei niedrigem IGF-1-Blutspiegel fielen die psychologischen Leistungstests schlechter aus als beim Normalbefund. Wahrscheinlich hilft STH sogar zur Vorbeugung der Alzheimer-Erkrankung, denn es verstärkt die Produktion der Neurotransmitter Acetylcholin und Noradrenalin.

Insulin-like Growth Factor

Aber auch auf die Psyche des Menschen hat STH einen positiven Einfluss. Es wirkt direkt auf die Bildung der Endorphine, die man allgemein als Glückshormone bezeichnet. Dadurch kommt es zu einer enormen Verbesserung depressiver Störungen, zu mehr Lebensfreude und Lebenslust.

Endorphine

Ein Fall aus meiner Praxis: *Karl*, 60 Jahre alt, hatte jahrelang keinen Sport mehr betrieben, obwohl er in seiner Jugend einmal aktiver Sportler gewesen war. Auch seine Arbeit machte ihm keinen Spaß mehr. Er litt unter dem, was man gemeinhin als »Burn-out-Syndrom« bezeichnet. Als *Karl* eine STH-Therapie mitmachte, veränderte er sich und erwachte zu neuem Leben. Er besorgte sich ein Laufband und richtete in seinem Keller ein »Trainingszentrum« ein. Auch seine Arbeit als Chefredakteur einer Tageszeitung begann ihm wieder Spaß zu machen. *Karls* Selbsteinschätzung, die vor der Behandlung äußerst negativ gefärbt war, entwickelte sich positiv und er machte beruflich eine zweite Karriere.

STH und die sexuelle Lust und Potenz

Viagra

Im Gegensatz zu Viagra, der Krücke bei sexuellen Potenz- und Erektionsstörungen, bewirkt das Wachstumshormon direkt und langfristig eine Verbesserung der Libido und Liebesfähigkeit. Nachweislich kommt es bei STH-Substitution zur Erhöhung der Koitusfrequenz und Verbesserung der Orgasmusfähigkeit.

Auch im Alter kann Liebe durchaus noch Spaß machen

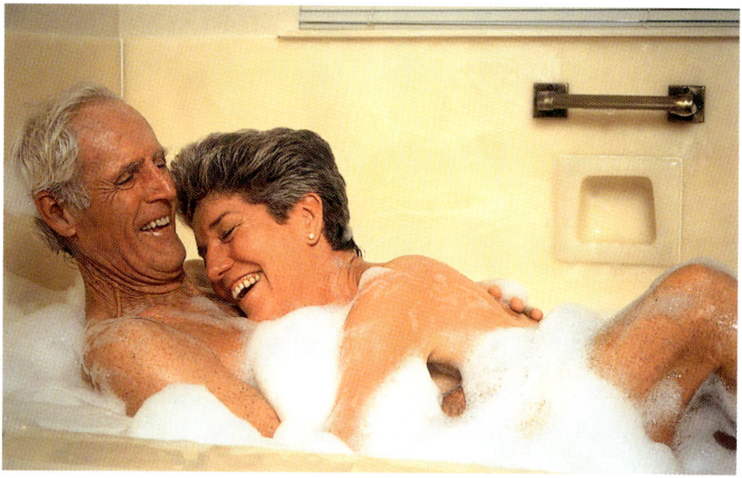

Behandlungsmöglichkeiten:

Dinner-Cancelling

Liegt bei Ihnen ein Wachstumshormonmangel vor, so gibt es die verschiedensten Wege, diesen wieder auszugleichen: Nach *Prof. Johannes Huber* aus Wien ist es sinnvoll, die abendlichen Mahlzeiten (am besten ab 17 Uhr) zu streichen. Huber nennt das »Dinner-Cancelling«. Die Idee, die dahinter steht, ist logisch.

Essen Sie abends noch sehr spät, dann steigt der Insulinspiegel an. Insulin ist aber ein Gegenspieler des Wachstumshormons. Die immer nachts auftretende Wachstumshormonproduktion wird dann gerade in ihren Spitzenzeiten unterdrückt.

Eine zweite natürliche Möglichkeit, Ihren Körper zur eigenen Wachstumshormonproduktion zu stimulieren, ist der Sport. Durch vermehrte körperliche Bewegung wird über den Hypothalamus die Information zur Wachstumshormonbildung gegeben. Gleichzeitig wird Insulin nicht vermehrt ins Blut abgegeben, da Ihre Muskulatur ja den Zucker und die Fette verbrennt.

Dinner-Cancelling und Sport reichen aber leider nicht immer aus. In leichteren Fällen kann man deshalb die Sekretion des Wachstumshormons mit so genannten Enhancern, Stoffen, welche die Produktion von STH anregen, verstärken. Dazu zählen Aminosäuren, d. h. Eiweißbausteine, Kombinationen von Aminosäuren oder Eiweißriegel.

Enhancer

Einnahme des Wachstumshormons STH:
Injektionen von STH sind die sicherste Methode, den Wachstumshormonspiegel zu steigern; allerdings stellen sie auch das teuerste Verfahren dar. Grundsätzlich müssen sie ärztlich überwacht werden.

Es ist auch vom Gesamtkonzept der Anti-Aging-Medizin her logisch, diese Methode in erster Linie mit dem Ernährungs- und Bewegungsprogramm zu koppeln, um eine lang dauernde erfolgreiche Wirkung zu erzielen. Aus meiner Erfahrung reichen jährlich etwa 3–4 Spritzkuren über 4 Wochen, um den Hormonspiegel aufrechtzuerhalten, wenn gleichzeitig die anderen Komponenten des Anti-Aging-Programms nicht außer Acht gelassen werden.

Jährlich 3–4 Spritzkuren

DHEA – ein Jungbrunnen

Jugendliches Powerhormon

Das Hormon mit dem unaussprechlichen Namen Dehydroepiandrosteron, kurz DHEA genannt, wird auch als jugendliches Powerhormon bezeichnet. DHEA hebt die Laune, schärft das Gedächtnis, stärkt die Vitalität und kräftigt das Immunsystem. Auch bei meiner Tätigkeit als Anti-Aging-Arzt verwende ich häufig DHEA, weil es wahre Wunder im Alterungsprozess bewirken kann.

Hierzu ein Beispiel aus meiner Praxis: Als *Kurt* und *Emmy* mich im letzten Jahr aufsuchten, wirkten sie beide antriebslos und erschöpft. Obwohl er erst 55 und sie 52 Jahre alt war, fühlten sie sich ausgebrannt, deprimiert und alt. Sie klagten über immer häufiger auftretende Infekte, die ungewöhnlich lange andauerten, ehe sie abklangen. Sowohl *Kurt* als auch *Emmy* hatten erheblich an Gewicht zugenommen, wobei die Frau dies auf die ihr vom Gynäkologen verordneten Östrogene schob.

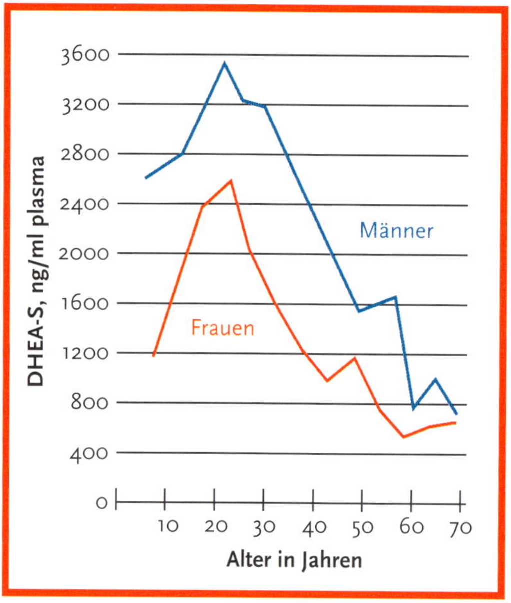

Altersbedingter Abfall von DHEA im Blut

Die Analyse ihrer Daten ergab erhöhte Blutfettwerte und einen deutlich zu niedrigen DHEA-Wert. Die Östrogene lagen bei *Emmy* im Normbereich, bei *Kurt* eher zu niedrig. Die Frau wies zudem auch einen erniedrigten Testosteronspiegel auf, was bei näherer Befragung ihre verminderte Libido erklärte. Ich verordnete beiden ein spezielles Anti-Aging-Programm mit Ernährungsumstellung, Sport und der Einnahme von DHEA.

! Als sie nach einem Vierteljahr wieder in meine Praxis kamen, waren sie nicht wiederzuerkennen: Sie strotzten vor Vitalität, waren freudig und gut gelaunt und fühlten sich leistungsstark wie mit 30. Sie trieben regelmäßig und begeistert Sport, ernährten sich gesünder und hatten ihr Gewicht reduziert. Eine Überprüfung ihres DHEA-Wertes zeigte, dass sie das Niveau von 35-jährigen besaßen.

Eine der Schlüsselfunktionen des DHEA ist die Stimulation des Immunsystems, sodass sein Mangel während des Alterungsprozesses schwer ins Gewicht fällt. DHEA hat aber auch noch andere Aufgaben, z. B. den Schutz vor Krebs, Atherosklerose, Senkung des Cholesterinspiegels durch Intensivierung des Leberstoffwechsels, Stabilisierung des Blutzuckerspiegels, Gewichtsabnahme und Verbesserung der Body-Komposition. Insbesondere wirkt DHEA stark harmonisierend auf die Psyche, erhöht die Merk- und Konzentrationsfähigkeit und schützt vor der Alzheimer-Erkrankung. Normalisierte DHEA-Spiegel verlängern die Lebensspanne.

Zahlreiche Schutzfunktionen

Es ist inzwischen nachgewiesen, dass bei allen Menschen während des Alterns die Konzentration an DHEA im Blut sinkt und somit weniger von diesem kostbaren Stoff aus der Nebennierenrinde zur Verfügung steht. Während DHEA abnimmt, produziert die Nebenierenrinde parallel vermehrt Cortison mit der Folge, dass der Cortisonspiegel steigt. Cortison aber ist ein Zellgift und zerstört die Hirnzellen für Merk- und Konzentrationsfähigkeit im Hippocampus. Der Quotient aus Cortison zu DHEA ist ein wichtiger Parameter für Altersprozesse.

Welch wichtige Rolle DHEA im Organismus spielt, zeigt sich an der Gesamtmenge von DHEA im Vergleich zu anderen Hormonen: Wenn wir beispielsweise die Gesamtmenge an Östrogenen, die etwa einer Erbse entsprechen würde, nehmen, dann wäre die DHEA-Menge mit einem Fußball vergleichbar. Haben Sie schon einmal mit einem geschrumpften Fußball gespielt? Dann können Sie sich in etwa vorstellen, wie es dem alternden Menschen ergeht, wenn ihm DHEA fehlt.

Große DHEA-Gesamtmenge

Nach *Dr. Samuel Yen*, Endokrinologe an der University of California in San Diego, hilft DHEA dem Menschen, würdevoller alt zu werden. 82 % der Männer und 67 % der Frauen waren nach Substitution mit DHEA wesentlich besser in der Lage, mit Stress umzugehen, und entwickelten ein positiveres Lebensgefühl.

Altern in Würde

DHEA und das Immunsystem

Wie die meisten Hormone hat auch DHEA Rezeptoren auf den Lymphozyten. Dies bedeutet, dass das Hormon direkt mit dem Immunsystem kommuniziert.

Diese Entdeckung ist von ungeheurer Bedeutung für die Neuro- oder Psycho-Immunologie. Wenn nämlich im Gehirn Gefühle oder Denkprozesse entstehen, dann hat dies regelmäßig, über die Hormone, einen Einfluss auf die Lymphozyten und damit auf das Immunsystem. DHEA koppelt, nachdem es von der Hypophyse aus aktiviert wurde, an den Lymphozyten an und stimuliert deren Aktivität. Diese bahnbrechenden Entdeckungen können die Verbindung und den Einfluss der Seele auf das Immunsystem erklären. Wir können deshalb auch mit konzentrativ-meditativen Prozessen unser Immunsystem über die DHEA-Stimulierung positiv beeinflussen.

Durch DHEA wird die Produktion des so wichtigen Abwehrstoffes Interleukin-2 stimuliert. Die Anti-Aging-Wissenschaftler sind sich inzwischen sicher, dass die DHEA-Substitution auch einen Schutz vor Krebs bietet. Inzwischen belegen viele Studien, dass DHEA das Tumorwachstum von bösartigen Brustdrüsentumoren zu hemmen vermag. Auch Eierstockkrebs soll unter DHEA deutlich weniger auftreten. Einige Wissenschaftler untersuchen gerade eine positive Wirkung von DHEA auf den Verlauf von Prostatakrebs.

Prostatakrebs

DHEA und die Hirnalterung

Die höchste Konzentration an DHEA, nämlich zehnfach höher, findet sich im Gehirn. DHEA weist seine höchste Produktionsmenge um Mitternacht auf. Es stimuliert den GABA-Rezeptor und wirkt damit beruhigend und harmonisierend auf die Seele. Die Merk- und Konzentrationsfähigkeit wird durch Ankoppelung an den NMDA-Rezeptor verstärkt und wieder verbessert.

Morbus Alzheimer

Dieser Rezeptor spielt bei der Alzheimer-Erkrankung über den Glutamat-Rezeptor eine bedeutende Rolle, wobei diese Patienten stets einen enorm herabgesetzten DHEA-Spiegel haben. Studien aus Altenheimen in den USA zeigten höhere DHEA-Spiegel bei Bewohnern, die sich weitgehend selber versorgen konnten, als bei Pflegebedürftigen.

DHEA und das Herz-Kreislauf-System

Auch auf das Herz-Kreislauf-System hat die DHEA-Einnahme eine äußerst positive Auswirkung. Untersuchungen bei Herzinfarktpatienten ergaben, dass sie einen um 30 % erniedrigten DHEA-Spiegel aufwiesen.

Wurden Patienten nach einem Infarkt mit DHEA behandelt, so sanken die so genannten Post-Infarkt-Komplikationen um 48 %!

Therapie mit DHEA:
Studien von *Dharma Singh Khalsa* sowie aus dem Bereich der Transzendentalen Meditation konnten eine eindeutige DHEA-Erhöhung bei Menschen nachweisen, die regelmäßig meditieren. Die Meditation ist ein Zustand geistiger Versenkung, der auf verschiedene Weise erreicht werden kann und in dem die Gehirnströme in andere, höhere Frequenzbereiche angehoben werden. Dadurch kommt es an den Synapsen, d. h. an den Verbindungsstellen der Nerven zu Quantenströmen, welche die Zellen und die Zellfunktion des Menschen beeinflussen. Auf die herausragende Wirkung der Meditation wird im Kapitel »Das ganzheitliche Anti-Aging-Prinzip für Gehirn und Seele« eingegangen.

Meditation

Ein DHEA-ähnliches Mittel aus der Natur ist das *Daidzein*, ein Isoflavon aus der mexikanischen Kakteenpflanze *Wild Yam*.
DHEA als Reinhormon wird in Form von Tabletten, Kapseln oder als Körpergel auf dem Markt angeboten. Je nach Mangel an DHEA wird die Substitution entweder mit 10, 15, 25 oder 50 mg durchgeführt. Bei Männern wird DHEA zum größten Teil in Estradiol verstoffwechselt, bei Frauen zu Testosteron. Entsprechend ist bei Überdosierung auf Nebenwirkungen zu achten. Longevity Health, Maastricht, bietet DHEA in Form von 25 mg und 50 mg an.

Östrogene – Schönheit und Jugendlichkeit bewahren

Mit der Östrogen-Ersatztherapie treffen wir auf eine der ältesten Anti-Aging-Methoden überhaupt. Seit Jahren wird Östrogen zur Behandlung klimakterischer Beschwerden wie Hitzewallungen, Schlafstörungen und Depressivität verordnet. Seit kurzem jedoch hat man auch den Anti-Aging-Effekt der Östrogene erkannt.

Klimakterische Beschwerden

! Östrogene haben eine fantastische Wirkung auf Haut und Haare, auf das Knochengerüst, das Herz-Kreislauf-System, die Gelenke und vor allem auf die Psyche. Östrogene schützen das Gehirn, denn sie wirken positiv auf die Verstärkung der Merkfähigkeit, die Emotionen und die Gehirndurchblutung.

Cholesterin-Senker

Östrogene sind Botenstoffe der Eierstöcke und durch ihre Botschaften wirken sie als die wirksamsten Cholesterin-Senker. Auch das Körpergewicht wird stark von den Östrogenen beeinflusst. Ganz erheblichen Einfluss haben Östrogene auf das Bindegewebe. Sie sind mitverantwortlich für die Entwicklung einer Cellulite und von Besenreisern.

Östrogene und die Haut

Ästhetische Probleme

Ästhetische Probleme während des Alterungsprozesses nehmen einen immer größeren Raum ein, seitdem sich die Lebenserwartung stark verlängert hat. Wenn wir 100 Jahre alt werden, dann wollen wir so lang wie möglich jung und frisch aussehen. Obwohl die Cellulite, die Faltenbildung und der Haarausfall bei weitem nicht so lebensbedrohend sind wie Atherosklerose, Osteoporose und Krebs, entstehen doch im Haut- und Haarbereich erhebliche Probleme für Menschen über 50 – Probleme, die hormonell korrigierbar sind.

Ästhetische Endokrinologie

Inzwischen hat sich, ausgehend von *Prof. Johannes Huber* in Wien, ein neuer Zweig entwickelt, in dem Gynäkologen, Hautärzte und Kosmetikerinnen Hand in Hand miteinander arbeiten: die *ästhetische Endokrinologie*.

Da Hormone für die Aufrechterhaltung des Stoffwechselgleichgewichts der Haut verantwortlich sind, ist es nur logisch und verständlich, Frauen und Männern auch hormonelle Behandlungen bei der Hautalterung anzubieten. Hormone packen bei altersbedingten Störungen der Haut das Problem an der Wurzel und behandeln nicht nur Symptome.

Unsere Haut steht unter dem Einfluss von Östrogenen, Progesteron, Testosteron, Wachstumshormon und DHEA. Insbesondere der Mangel an Östrogenen wird in der Haut wahrgenommen: Trockenheit, Empfindlichkeit und Anfälligkeit für Allergien und Infekte werden oft schon prämenstruell bemerkt. Nach den Wechseljahren aber klagen viele Frauen über Dünnerwerden der Haut, Trockenheit, manchmal das erste Auftreten der Fältchen, unregelmäßiges Hautprofil, Vermehrung und Erweiterung kleiner Äderchen, besonders im Nasenbereich oder unter dem Unterlid.

Innere und äußere Hautalterung

Die östrogenbedingte Faltenbildung beginnt häufig mit der Entstehung kleiner senkrechter Falten im Oberlippenbereich. Man unterscheidet eine innere und eine äußere Hautalterung. Die innere Alterung ist in erster Linie von genetischen Faktoren abhängig und wird durch hormonelle Veränderungen gesteuert, die letztendlich die Versorgung der Haut mit Mikronährstoffen bestimmt. Die äußere oder, wie die Ärzte dazu sagen, externe Hautalterung wird von Umweltfaktoren bestimmt. Dazu zählen die Einflüsse der UV-Strahlen, die Ernährungseinflüsse, die Hautpflege, das Rauchen etc.

Die Östrogene wirken insbesondere an der Epidermis, der obersten Hautschicht. Hier steuern sie die Regeneration der Haut. Erlischt die Eierstockfunktion der Frau, so sinkt die Zellteilungshäufigkeit und die Epidermis wird dünner und rauer. Verantwortlich dafür sind die auch während des Alterungsprozesses auftretenden Ausreifungsstörungen der oberen Hornzellschichten. Östrogene wirken hier intensiv, denn sie verbessern die Ausreifung der Zellen und die Hautdurchblutung, indem sie Stickoxid bilden. Stickoxid (NO), das »Molekül des Jahres 1998«, erweitert die Blutgefäße. Östrogene wirken hauptsächlich in den mittleren Hautschichten, indem sie die Kollagensynthese steigern und somit der Faltenbildung entgegensteuern.

Östrogene können also sehr gut angewendet werden, um die Hautalterungsprozesse abzubremsen und sie wirken sogar verjüngend auf eine endogene Hautalterung. Auf die Folgen exogener Hautalterung haben Östrogene jedoch keinen oder nur einen geringen Einfluss.

Östrogene bremsen die Osteoporose

Heute gilt es als wissenschaftlich bewiesen, dass Östrogene einen schützenden Effekt auf die Knochen haben. Ein Östrogenmangel, wie er oft bei Frauen nach den Wechseljahren auftritt, führt zu einem Abbauprozess des Knochengewebes. Östrogene bilden die Kollagenfasern der Knochen und Gelenke, steuern zusammen mit Vitamin D_3 den Calciumeinbau in den Knochen und sind mitverantwortlich für die Elastizität von Knochen und Gelenken.

Knochenschutz erwiesen

Östrogene schützen Herz und Kreislauf

Untersuchungen haben ergeben, dass Frauen, die nach den Wechseljahren eine Östrogen-Ersatztherapie durchführen, zu 50 % seltener einen Herzinfarkt oder Schlaganfall erleiden. Östrogene erweitern die Blutgefäße durch Stimulation der Stickoxidbildung.

Stickoxide

! Die Wirkung einer unter der Zunge resorbierten Estradioltablette bei einem Angina-pectoris-Anfall mit Brustengegefühlen, Schmerzen, Angst und Atemnot ist durchaus mit der von Nitro-Spray vergleichbar.

Wenn man bedenkt, dass bei der Frau jenseits der 50 der Herzinfarkt die häufigste Todesursache darstellt, weit mehr als alle Krebsarten zusammen, dann hat die Östrogen-Ersatztherapie einen ungeheuren Anti-Aging-Effekt.

Inzwischen wissen wir, dass auch die alternden Männer östrogenbedürftig sind. Auch bei ihnen wirken die Östrogene schützend. Immer mehr Kardiologen verordnen deshalb tägliche Östrogendosen zur Prophylaxe des Alterungsprozesses durch Atherosklerose und Herzinfarkt bei Mann und Frau. Von großer Bedeutung ist der schützende Effekt der Östrogene vor Blutfetterhöhungen.

Östrogene harmonisieren die Psyche und stärken die mentale Kraft

Östrogene haben eine enorme Bedeutung für das seelische Gleichgewicht. Östrogenmangel führt zu Depressionen, Schlafstörungen, Nervosität und Unruhezuständen. Östrogene wirken mit bei der Bildung des Glückshormons Serotonin im Zusammenspiel mit Vitamin B_6 und bei der Bildung des Neurotransmitters Noradrenalin, der die Stimmung beeinflusst. Sie wirken aber auch fördernd auf die Konzentration und Merkleistung.

Serotonin

Sie haben einen direkten fördernden Einfluss auf das so genannte limbische System. Hierbei handelt es sich um Nervenbahnen, die, insbesondere vom Mandelkern ausgehend, Verbindungen zur Großhirnrinde haben und die Emotionen weiterleiten. Unsere Gefühle und unser Verhalten werden hier geregelt.

Limbisches System

Östrogen wirkt aber auch indirekt hemmend auf die Monoaminoxidase, das Enzym, das Neurotransmitter wie beispielsweise Serotonin wieder abbaut. Es hält somit den Serotoninspiegel konstant.

Ich erinnere mich an eine Patientin, die kurz vor den Wechseljahren stand, d. h. sie hatte schon unregelmäßige Zyklen und klagte sehr stark über Depressionen. Der Estradiol-Spiegel (das im Körper wirksamste Östrogen ist das Estradiol) war sehr niedrig. Schon die erste Gabe eines Östrogenpräparates führte bei dieser Patientin zu einer enormen Verbesserung ihres psychischen Leidens. Immer wenn sie versuchte, das Östrogen abzusetzen, tauchten die depressiven Stimmungen wieder auf. Es war dramatisch zuzusehen, wie enorm die Östrogene die Psyche beeinflussten.

Montgomery und Kollegen wiesen diesen Effekt der Östrogengabe bei psychischen Störungen, inbesondere bei depressiven Verstimmungen, in der wissenschaftlichen Zeitschrift »Lancet« nach. Sie konnten ebenfalls eine eindeutige Zunahme der Libido bei Östrogengabe feststellen.

Merkfähigkeit

Die Konzentration und Merkfähigkeit wurden, wie *Watson* und *Studd* im »British Journal of Medicine« 1988 nachwiesen, ebenfalls erheblich verbessert.

Dies zeigt sich auch an nachfolgendem Praxisbeispiel: *Nancy* war eine 49-jährige Modedesignerin. Sie hatte erhebliche Probleme, sich die Namen der Models, die sie auf den von ihr organisierten Modeschauen vorstellte, zu merken. Es entwickelte sich bald eine Angst, ihr könnten die Namen nicht einfallen, und sie geriet ins Stocken, sobald sie das Mikrofon in der Hand hielt und die Blicke des Publikums auf sich gerichtet sah. Mit ihrem Einverständnis verzichteten wir auf alle weiteren Untersuchungen und *Nancy* begann mit geringen Dosen an Östrogen täglich ihren gesunkenen Spiegel wieder zu normalisieren. Es war unglaublich, wie sich daraufhin ihre intellektuelle Leistungsfähigkeit verbesserte. Sie hatte keine Ängste mehr, konnte sich konzentrieren und Namen behalten, ihre mentalen Funktionstests waren wieder normal. Sie konnte die Modeschauen wie früher durchführen und war sehr glücklich darüber.

Behandlung mit Östrogenen:

Für die Östrogen-Ersatztherapie stehen verschiedene Präparate zur Auswahl. Grundsätzlich kann man Östrogene in Form von Tabletten, Pflastern, Gel oder Injektionen verabreichen. Bei allen diesen Formen steht das 17-β-Estradiol als Östrogen, häufig in Kombination mit einem Progesteron oder Progesteronderivat, zur Verfügung. Nach Meinung vieler Wissenschaftler ist die transdermale Verabreichung, d. h. die Gel- oder Pflasteranwendung, die für den Organismus günstigere Form, weil die Leber nicht belastet und die IGF-1-Bildung in der Leber nicht behindert wird.

Östrogen-Gel hilft in den Wechseljahren

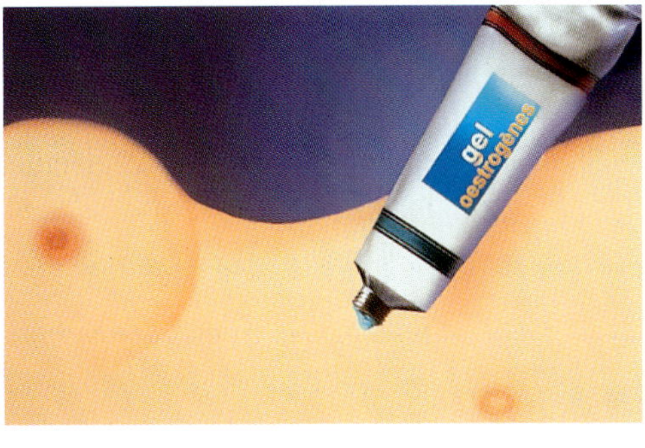

Phyto-östrogene

Eine sehr interessante Alternative scheint sich in den Phytoöstrogenen anzubieten. Dies sind Stoffe aus verschiedenen Pflanzen wie der Silberdistel, Salbei, gelb-roten Früchten, der Sojabohne, aber auch aus Gelee royal der Bienen.

Genistein

Eine Pilotstudie aus der Università Cattòlica in Rom konnte einen deutlichen Östrogeneffekt bei allen Studienteilnehmerinnen, die über sechs Wochen Sojaextrakt und Isoflavone zu sich nahmen, nachweisen. Insbesondere die Isoflavone Genistein und Daidzein eigneten sich hervorragend als Ersatz für Estradiol. Eine offensichtlich interessante Alternative, da keine Nebenwirkungen, wie sie leider bei der Östrogentherapie auftreten können, beschrieben werden.

Progesteron – stoppt Kollagenabbau und schützt vor Ängsten

17-OH-Progesteron, Aldosteron

Progesteron ist das zweite Wunderhormon der Frau. Es steht aber auch dem Mann zur Verfügung, der es vorwiegend aus der Nebennierenrinde geliefert bekommt. In diesen Zellen nimmt Progesteron eine zentrale Rolle ein. Es kann nämlich einerseits über seine chemisch veränderte Form 17-OH-Progesteron zum DHEA werden, andererseits stellt es die Vorstufe zur Bildung von Cortison und Aldosteron dar. Man würde allerdings Progesteron Unrecht tun, wenn man es nur als Zwischenmetabolit für die Herstellung anderer Hormone sähe, denn es hat eine extrem wirksame Eigenständigkeit.

Diuretikum

Im Anti-Aging-Bereich liegt seine Bedeutung in der Wirkung auf die Haut und das Gehirn. Progesteron ist ein Diuretikum und verengt die Venen. Wenn Progesterton nicht ausreichend produziert wird, kommt es beispielsweise bei Frauen vor der zu erwartenden Menstruation zu Brustschmerzen und geschwollenen Beinen.

Progesteron und die Haut

Elastin, Hyaluronsäure

Unterhalb der Epidermis, der Oberhaut, liegt die Mittelhaut, auch Lederhaut genannt. Sie ist reich an Kollagenfasern, Elastin und Hyaluronsäure, die zusammen die Bindegewebsfasern der Haut bilden. Diese Substanzen werden von Sexualhormonen wie Östrogenen und Progesteron beeinflusst.

Kommen Frauen in die Wechseljahre, dann verlieren sie jährlich ca. 5 % dieser die Haut glättenden und stabilisierenden Substanzen. Die innere Hautalterung und Faltenbildung sind also durch den Verlust an Östrogenen und Progesteron bedingt. Während Östrogene den Kollagenaufbau fördern und ihr Mangel zu einem Kollagendefizit führt, verhindert Progesteron den Abbau.

Progesteron beseitigt Ängste und erhöht die Merkfähigkeit

Neuronen

Progesteron wird – wie DHEA – auch in den Gehirnzellen, den so genannten Neuronen, gebildet. Diese Tatsache ist noch nicht so lange bekannt, weist aber auf die Bedeutung von Progesteron hinsichtlich der Verlangsamung von altersbedingten Hirnprozessen hin. Spezifische Gene regulieren die Enzymbildung, die notwendig ist, um aus Progesteron im Gehirn Tetrahydroprogesteron, den aktiven Wirkstoff am GABA-Rezeptor, zu formen. Durch die Vermittlerfunktion des Hormons Tetrahydroprogesteron am GABA-Rezeptor werden Angstzustände normalisiert und die Merkfähigkeit verbessert.

Behandlung mit Progesteron:

Die Pharmaindustrie bietet reines Progesteron (Utrogest, Kade) oder die durch Exposition mit UV-Licht entstandene Abwandlung Didroprogesteron (Duphaston, Solvay) an. Reines Progesteron wirkt sehr stark angstlösend und sollte wegen seiner Müdigkeitswirkung abends eingenommen werden. Will man den müdigkeits- und schlafanstoßenden Effekt vermeiden, dann kann die Kapsel auch vaginal oder rektal zugeführt werden. Progesteron kann aber auch, z. B. nach der Rezeptur von *Prof. Johannes Huber*, in Yoyoba-Öl gelöst auf die Haut aufgetragen werden. Appliziert man diese Darreichungsform auf die Beine, dann wirkt Progesteron wasser- und kochsalzausschwemmend, wodurch Ödeme aus den Beinen verschwinden.

Pregnenolon – Nahrung für das Gehirn

Mutter aller Hormone

Pregnenolon ist »die Mutter aller Hormone«. Es entsteht aus Cholesterin und ist mit den Vitaminen D und A eng verwandt, die beide von ihrer chemischen Struktur her Hormone sind. Pregnenolon ist ein Hormon, das – ähnlich dem Progesteron – im Gehirn die Alterungsprozesse verlangsamen kann, Nervenzellenwachstum initiieren und offensichtlich bei der Alzheimer-Erkrankung Erfolge verbuchen kann.

In der Anti-Aging-Medizin sind seine stimulierende Wirkung auf den GABA-Rezeptor und seine Nervenneubildung im Gehirn wichtig. Pregnenolon fördert die Gedächtnisleistung, wirkt angstlösend und schützt die Myelinscheiden der Nerven. Diese Myelinscheiden sind mit der Kunststoffummantelung der Elektrokabel vergleichbar und sorgen somit für den ungestörten Informationsfluss von einem Gehirnabschnitt zum anderen.

Myelinscheiden

Melatonin – Biorhythmus, Antioxidans und Krebsschutz

Zirbeldrüse

Mit der Zirbeldrüse, die mitten im Gehirn platziert ist, besitzen wir eine ungeheure Fähigkeit: beim Dunkelwerden müde und bei beginnender Helligkeit wach zu werden. Die Zirbeldrüse ist unsere biologische Uhr, indem sie unsere normalen Lebensabläufe wie Wachstum, Pubertät und Altern reguliert. Dabei bedient sie sich eines ungeheuer wirksamen Botenstoffes, des Hormons Melatonin. Die

Lage der Zirbeldrüse im Gehirn

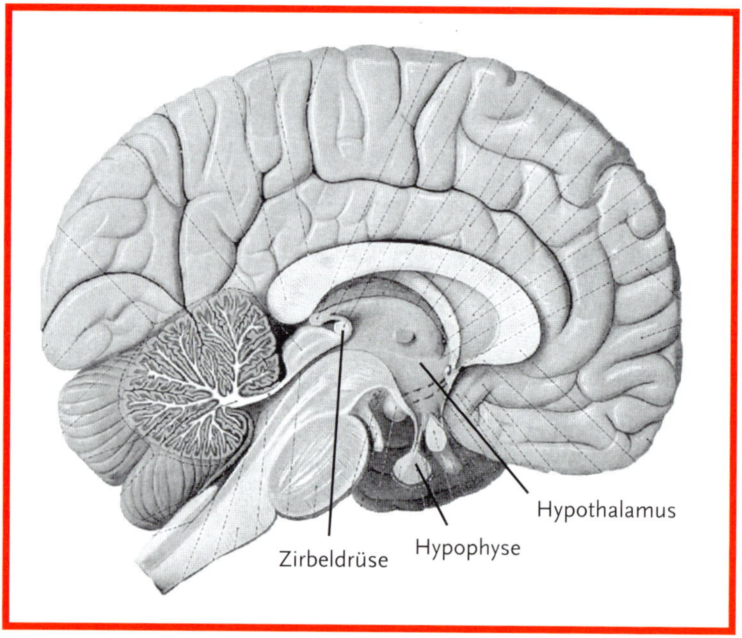

Zirbeldrüse weiß offensichtlich immer, wie alt wir biologisch sind. Ab dem Alter von 45 Jahren beginnt sie, ihre Arbeit zu reduzieren und uns weniger Melatonin zur Verfügung zu stellen. Wenn die Melatoninproduktion nur noch sehr gering ist, altern wir sehr schnell.

Die Melatoninbildung in der Zirbeldrüse ist von unserem Lebensrhythmus abhängig und umgekehrt. Serotonin, das bekannte Glückshormon, ist die Vorstufe des Melatonins. Die Sekretion in die Blutbahn wird offenbar über Lichtreize, die unser Auge aufnimmt, und über den Optikusnerv zum Sehzentrum weitervermittelt und gesteuert. Melatonin ist der Zeitgeber unserer inneren Uhr, die auf 24 Stunden eingestellt ist.

Melatonin steuert unter anderem auch den 28-Tage-Zyklus der Frau und andere Biorhythmen, die uns beeinflussen. Einer der Pioniere der Melatoninforschung, *Dr. Russel J. Reiter* von der State University in San Antonio/Texas, schrieb, dass bei Frauen die Zirbeldrüse sehr sensibel feststellt, wann das Fortpflanzungsalter beendet sein soll. Dann beginnt sie, die Melatoninproduktion drastisch zu senken.

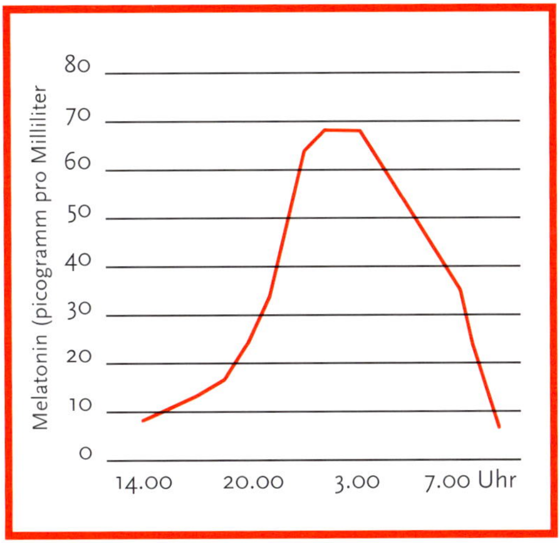

24-Stunden-Rhythmus der Melatonin-produktion

! Der erniedrigte Melatoninspiegel ist möglicherweise das Signal für die Einstellung der Produktion der altersabhängigen Hormone. Dabei wirkt Melatonin nicht direkt auf die Organe, sondern reguliert die genetische Expression, die dann zu einer verminderten Enzymproduktion führt. Frauen haben eine größere Zirbeldrüse als Männer. Werden sie vielleicht deshalb älter?

Mäuse-versuche

Die bisherigen wissenschaftlichen Untersuchungen belegen, dass sogar kleine Dosen Melatonin unseren jugendlichen Zustand des Organismus erhalten können. *Vladimir Lesnikov*, ein Schüler des Anti-Aging-Pioniers *Hayflick*, kreuzte Zirbeldrüsen von jungen und alten Mäusen miteinander. Die Folge war, dass die 4 Monate alte Maus nur sehr kurz lebte, nachdem ihr die Zirbeldrüse der 18 Monate alten Maus eingepflanzt worden war, und umgekehrt, dass die 18 Monate alte Maus erheblich länger lebte, nachdem ihr die Zirbeldrüse der 4

Monate alten Maus eingepflanzt wurde. Sie konnte sich einer neuen Jugend und eines verlängerten Lebens erfreuen.

Melatonin und Schlaf

Melatonin ist fast wie ein Wundermittel bei Schlafstörungen kurz nach Langstreckenflügen von West nach Ost und umgekehrt. Dieses »Jetlag-Syndrom« genannte Störungsbild ist durch chronische Müdigkeit, Tiefschlafstörung, Libidoverlust und depressive Stimmungen charakterisiert.

Nucleus supraopticus

Schlafstörungen sind weit verbreitet und beschleunigen die Altersprozesse. Nach einer Untersuchung des US-Gesundheitsministeriums leiden 80 % aller Amerikaner über 50 Jahre an Schlafstörungen. Das Schlafzentrum liegt im Hypothalamuskern Nucleus supraopticus. Dieser Kern ist über die Sehrinde mit der Lichtaufnahme verbunden. Serotonin und Melatonin arbeiten als Hormone bei der Regulation des Schlafs eng zusammen. Offenbar ist Serotonin das Hormon der Helligkeit und Melatonin das der Dunkelheit.

Melatonin und Stress

Negative Stressfaktoren zerstören und lähmen unser Immunsystem. Cortison wird unter länger dauerndem Stress in größeren Mengen gebildet und ruft mannigfaltige Schäden im Organismus hervor, die zu einem vorschnellen Altern führen.

! Normalerweise soll Cortison zusammen mit Adrenalin auf Stressinitiatoren hin die Kampf- oder Fluchtbereitschaft verstärken. Bei langer Stressdauer aber tritt der gegensätzliche Effekt ein: Das Immunsystem wird blockiert. Damit ist die Abwehrbereitschaft des Organismus empfindlich gehemmt. Melatonin wirkt an den Immunzellen der Cortisoneinflussnahme entgegen. Es stimuliert die CD4-Zellen und die natürlichen Killerzellen. Beide Zellarten sind unverzichtbar mit der Immunabwehr, z. B. bei der Krebsbekämpfung, verbunden.

Unter Melatoninsubstitution sind wir in der Lage, längere Stresssituationen besser zu kompensieren und nicht so schnell zu erkranken. Dies gilt besonders für uns, wenn wir altern, da ja durch den Alterungsprozess der Cortisonspiegel relativ erhöht ist und Menschen über 50 Jahre Infekten länger und empfindlicher ausgesetzt sind. Durch die harmonisierende Wirkung des Melatonins auf den Biorhythmus werden weitere Stressabwehrfaktoren mobilisiert.

Melatonin, der Fänger freier Radikale

Eine der Hauptursachen der Zellzerstörung ist die Oxidation. Durch den Verlust eines Elektrons werden Atome oder Moleküle zur gefährlichen Bedrohung für die Zellen. Das Sauerstoffatom oder -molekül und das OH-Anion sind dabei am aggressivsten. Sie greifen Fettsäuren und Enzyme an, zerstören die genetische Information in der DNS und sind somit verantwortlich für den Alterungsprozess bis hin zum Absterben der Zellen.

Elektronenverluste kommen in den Zellen häufig vor. Die Natur ist eben nicht perfekt. In den Mitochondrien, den kleinen Energiefabriken der Zelle, in denen die Atmungskette uns jeweils Energie durch Bildung energiereicher ATP-Moleküle (ATP = Adenosintriphosphat) herstellt, geht ca. 1 % der weitertransportierten Elektronen durch ein Leck verloren. Durch den Elektronenverlust entstehen freie Radikale. Diese greifen sofort andere Zellmoleküle an und stehlen sich von diesen wieder ein Elektron, sodass neue freie Radikale gebildet werden. Dadurch entwickelt sich eine Kette von Oxidationsprozessen, wie wir sie auch im täglichen Leben kennen. Denken Sie nur an die gelblich verfärbte Butter, das ranzige Öl oder Stahl, der rostet. **Mitochondrien**

Aber der Körper hat Abwehrmechanismen zur Verfügung. Dies sind die natürlichen Antioxidanzien wie Glutathion, die Superoxiddismutase und die Katalase. Diese sind in der Lage, die Oxidationsprozesse zu stoppen, vorausgesetzt sie sind in ausreichendem Maße vorhanden. Während des Altersprozesses sinkt ihre Anzahl und Oxidationsprozesse können entsprechend mehr Schäden anrichten. Wir benötigen also immer mehr Antioxidanzien aus der Nahrung. Das sind Vitamin C, Vitamin E und β-Karotin. **Katalase**

! Melatonin kommt eine Schlüsselrolle zu. Es ist das stärkste körpereigene Antioxidans und kann die Oxidationsprozesse in der Zelle stoppen. Es ist 50-mal stärker als Vitamin C! Damit ist verständlich, dass eine altersbedingte Produktionsverminderung von Melatonin zu einer verstärkten Oxidation mit entsprechenden Zellschäden führen kann. Abfangen der freien Radikale und Hemmung der Oxidationsprozesse ist eine der wichtigsten Anti-Aging-Maßnahmen.

Melatonin und Krebs

Booster-Effekt

Eine 1995 von italienischen Forschern vorgestellte Studie demonstrierte sehr deutlich den Booster-Effekt von Melatonin auf das Immunsystem und damit die entscheidende Rolle, die dem Melatonin bei der Vermeidung und Behandlung von Krebserkrankungen zukommen könnte.

Die Forschergruppe behandelte als unheilbar eingestufte Krebspatienten mit Chemotherapie alleine und Chemotherapie plus Melatonin als Kombination. Die Ergebnisse beider Gruppen wurden verglichen.

> Bereits nach vier Wochen zeigte sich die positive Wirkung des Melatonins auf die Immunleistung durch einen Anstieg der T-Lymphozyten und des Interleukin-2. Die Chemotherapie wurde in der Kombination mit Melatonin erheblich besser vertragen.

Brustkrebs

Neuere Studien über Krebstherapie in Kombination mit Melatonin aus den USA lassen Hoffnung aufkommen. Bei der Brustkrebsbehandlung kam es zu einer deutlichen Verbesserung der so genannten 5-10-Jahres-Überlebensrate gegenüber den herkömmlichen Therapieschemata. Melatonin scheint dabei die Östrogenrezeptorenmenge an der Zelle zu reduzieren. Melatonin kann das Immunsystem verjüngen. *Walter Pierpaoli*, ebenfalls ein Pionier der Melatoninforschung im Anti-Aging-Bereich, wies bei Mäusen eine deutliche Thymusdrüsenvergrößerung durch tägliche Nahrungszufuhr mit Melatonin nach.

Melatonin-Ersatztherapie:

> Kurzzeitige Jet-Lag-Prophylaxen sind problemlos. Länger dauernde Melatonineinnahmen sind vor dem 45. Lebensjahr nicht sinnvoll, es sei denn, man findet einen sehr stark erniedrigten Wert. Die normale Dosis beträgt 1,5 bis 3 mg täglich und sollte am Abend vor dem Schlafengehen eingenommen werden. Melatoninpräparate in den in Deutschland empfohlenen Dosierungen werden zur Zeit von Longevity Health, Maastricht, angeboten.

Testosteron und das Klimakterium des Mannes

Vor einigen Monaten brachte die »New York Times« einen Bericht von *Andrew Sullivan*, dem früheren Herausgeber der Zeitschrift »New Republic«, in dem er über seine eigenen Erfahrungen mit einer Testosteronbehandlung berichtete. In nur zwei Jahren hatte er neun Kilogramm an Muskelmasse zugenommen und immer nach den Injektionen fühlte er sich vitaler, energetisch geladen, selbstbewusst und potenter.

Über keine Substanz, Blut ausgenommen, werden mehr fabelhafte Geschichten erzählt als über Testosteron. Immer wenn ich das Thema im Bekanntenkreis anspreche, ist das Erste, was fast jeder mich fragt: »Kannst du mir etwas von dem Stoff besorgen?« Testosteron gilt als die Essenz der Männlichkeit, Kraft und Aggressivität. Es steht symbolisch für den ganzen Ruhm und die historischen Siege der Männer. Es steht für das, weshalb Männer Bürgerkriege beginnen, Revolutionen anzetteln, über den Channel surfen, erobern, zu schnell fahren, feindliche Konzernübernahmen anzetteln und Konkurrenzkämpfe führen.

Essenz der Aggressivität

Über vier Millionen Amerikaner, deren Körper nicht ausreichend Testosteron produziert, nehmen zur Zeit eine von ihrem Arzt verschriebene synthetische Version dieses »Wunderhormons«. Testosteron

- verstärkt die Libido und das Durchsetzungsvermögen;
- forciert Muskelaufbau und Fettabbau;
- verbessert die Septierungen in der Haut, sodass sie straffer wird; lokal auf der Haut angewandt, unterstützt es die Wirkung von Adrenalin beim Fettabbau; hierauf beruht die Wirksamkeit bei der Cellulite-Behandlung;
- hebt die Stimmung, Konzentration und Merkfähigkeit;
- erhöht die sexuelle Potenz;
- steigert das Selbstbewusstsein;
- setzt die Anzahl roter Blutkörperchen herauf;
- baut Knochen auf;
- unterstützt die Wundheilung.

Als sich im Dezember 1995 Hunderte von Wissenschaftlern auf Einladung der International Health Foundation in Genf trafen, um ihre Erfahrungen in der Diagnose und Therapie der Altersprozesse des Mannes auszutauschen, kam es zur Erstellung der ersten Leitlinien zur Testosteron-Ersatztherapie.

Im Gegensatz zu Frauen erfahren Männer nicht den abrupten

Climacterium virile

Abfall ihrer Hormone, wenn sie um die 50 sind. Der Begriff »männliches Klimakterium« muss deshalb differenzierter betrachtet werden.

Beim Mann kommt es eher zu einem altersbedingten Testosteronabfall mit Folgeerscheinungen wie Osteoporose, wahrscheinlich erhöhtem Herz-Kreislauf-Risiko, verringerter Muskelmasse, Vergrößerung des Fettdepots, insbesondere zentral (so genannter Bierbauch), Auftreten von Cellulite und Hautalterung, Abfall der Libido und Potenz, Müdigkeit, Stimmveränderungen, Schamhaarverlust, Verlust des Selbstbewusstseins, der Durchsetzungsfähigkeit. Männer, aber auch Frauen mit Testosteronmangel sind oft nach außen ruhig, innen jedoch geladen und explodieren bei der kleinsten Stresssituation, z. B. im Straßenverkehr.

Homosexuelle Männer waren die ersten, die mit der Testosteronsubstitution begannen. Obwohl Testosteron schon seit 1936 entwickelt wurde, hinken die Männer den Frauen weit hinterher. Es gibt ja auch noch keinen »Männerarzt« in Deutschland.

Welche Bedeutung dem Hormon Testosteron zukommt, zeigt das nachfolgende Beispiel: *Gene*, heute 56 Jahre, ein sehr beschäftigter Business-Manager, begann vor drei Jahren mit der Testosterontherapie. Er ist etwa in dem Alter der Baby-Boomer-Generation, die sich heute im mittleren Alter befindet und eine deutlich verlängerte Lebenserwartung hat. Seit drei Jahren gibt er sich einmal in der Woche selbst eine Injektion. Er ist begeistert über sein neues Lebensgefühl: »Ich erlebe die Folgen der Therapie als Freude, nicht nur sexuell, sondern in einem intensiven körperlichen Gefühl des Wohlbefindens. Ich arbeite wieder begeistert, gehe öfters aus und treibe wieder Sport«, sagt er.

Sexual-Health-Programm

In Chicago traf ich *Dr. Louann Brizendine* aus San Francisco, Co-Direktor des Sexual-Health-Programms von Kalifornien, Er sagte, dies sei genau die Gruppe Männer, die nach der Testosteron-Ersatztherapie fragen. »Sie kommen aus der Generation der sexuellen Revolution. Sie identifizieren sich als sexuell aktive Wesen und sie wollen dies nicht aufgeben.«

Das Testosteronmangelsyndrom (PADAM)

Alle Störungen, die der Testosteronmangel auslöst, sind wegen ihrer Komplexität und der Verschiedenheit ihres Auftretens – nicht alle müssen gleichzeitig vorhanden sein – im so genannten Testosteronmangelsyndrom zusammengefasst. Kreuzen Sie nachfolgend an, welche Symptome auf Sie zutreffen. Sollten Sie mehr als vier Symptome angekreuzt haben, so liegt bei Ihnen mit großer Wahrscheinlichkeit ein Testosteronmangel vor.

Selbsttest

- *Psyche:*
  - ☐ Nervosität
  - ☐ Reizbarkeit
  - ☐ Schlafstörungen
  - ☐ Depression
  - ☐ antisoziale Tendenzen
  - ☐ Konzentrationsstörungen
  - ☐ suizidale Tendenzen
  - ☐ verminderte Libido
  - ☐ Hitzewallungen und vermehrtes Schwitzen
  - ☐ Aufgeregtheit

- *Körperliche Verfassung:*
  - ☐ körperliche Schwäche
  - ☐ Müdigkeit
  - ☐ Muskelschmerzen
  - ☐ Übelkeit
  - ☐ Verstopfungen
  - ☐ Gewichtsverlust und Gewichtzunahme mit Vergrößerung des Fettdepots
  - ☐ schwacher Urinstrahl
  - ☐ häufigeres Wasserlassen
  - ☐ verzögerter Strahl
  - ☐ verminderte Erektion
  - ☐ Herzstolpern
  - ☐ erhöhter Puls
  - ☐ Kopfschmerzen
  - ☐ Cellulite
  - ☐ Hautalterung mit Grobporigkeit und Faltenbildung
  - ☐ Osteoporose

Manchmal liegt als Ursache eines Testosteronmangels auch ein erhöhter Östrogenspiegel vor. Ursache hierfür kann beispielsweise eine altersbedingte Vermehrung des Enzyms Aromatase sein, das Testosteron in Östrogen umwandelt, aber auch eine Leberfunktionsstörung, Zinkmangel oder Übergewicht.

Aromatase

Behandlung des Testosteronmangelsyndroms:
Nicht jeder, der einen Testosteronmangel hat, muss Testosteron erhalten. Der Anti-Aging-Arzt wird erst einmal die Ursachen herauszufinden versuchen und danach die notwendige Therapie durchführen.

! Bedenken Sie stets: Wenn Testosteron absinkt, dann tun Sie es quasi auch! Ziel sollte es daher sein, den T-Spiegel auf einen normalen jugendlichen Level zu heben bzw. auf ein Niveau, das nicht weit entfernt ist von dem, das Sie als 30- bis 35-jähriger hatten.

Nebenwirkungen:
Auf die Frage von Patienten »Was sind die Nebenwirkungen bei einer Testosteronbehandlung?«, pflege ich mit einer Gegenfrage zu antworten: »Was sind die Nebenwirkungen, wenn wir den Testosteronmangel nicht ausgleichen?« Wir müssen daher beides abwägen, um letztendlich zu einer positiven Therapieabschätzung zu kommen. Jeder, der Augen hat, kann die Wirkungen sehen, die auftreten, wenn man den hormonellen Ausgleich unterlässt. Es ist wie bei jeder Hormon-Ersatztherapie. Alle Nebenwirkungen sind abhängig von einer gezielten überwachten Ausgleichsbehandlung, die niemals überdosiert werden soll.

Ersatztherapien:
Wie immer ist auch hier die Ernährung die Basis der Behandlung, in Kombination mit Sport und Bewegung. Als pflanzliche Alternative bieten sich *Ginseng* und *Ginkgo biloba* an.

Ginseng und Ginkgo biloba

- *Ginseng* ist eine bemerkenswerte Pflanze. Gepflückt in Nord- und Südamerika sowie in Asien, hat Ginseng inzwischen eine solide Reputation als Mittel gegen Altern. Obwohl spezifische Effekte auf die Testosteronproduktion nicht bekannt sind, wirkt es offenbar stimulierend auf die Hypophyse. Eine große Zahl von Studien hat ergeben, dass Ginseng eine positive Wirkung auf die Hirnfunktionen hat. Zudem verbessert es die Sexualität, Energie, Wachsamkeit und macht den Menschen gegen jede Form von Stress widerstandsfähiger.
- *Ginkgo biloba* verstärkt die Durchblutung, wirkt deshalb bei leichten Erektionsstörungen im Alter und hat antioxidative Kapazitäten.

Anwendung:
Die stärkste und wirksamste Form des Testosterons, leider aber auch die Form mit den meisten Nebenwirkungen ist das *Dihydrotestosteron*, das durch das Enzym 5α-Reduktase aus Testosteron gebildet wird. DHT, wie man es abgekürzt bezeichnet, wird deshalb für die

Dihydrotestosteron

Testosteronbehandlung nur örtlich, als Applikation auf die Haut (wie bei der Cellulite-Therapie der Frauen) verwendet.

Vier Darreichungsformen

Testosteron steht uns in vier Darreichungsformen zur Verfügung: oral (als Kapseln), als *Injektion, Pflaster* oder *Gel*. Die orale Therapie ist weitgehend vom Markt verschwunden, da sie erhebliche Nebenwirkungen im Leberstoffwechsel auslösen kann. Die Injektionstherapie (Andriol) erzeugt meist unregelmäßige Wirkspiegel im Blut, hat aber sehr positive psychische Effekte. Die Pflasterverwendung (Testoderm + Androderm) ist bisher die sicherste Darreichungsform von Testosteron.

Die neuste Form stellt das Andro-Gel dar, das frisch aus Illinois von der Firma Unimed Pharmaceuticals auf den Markt gebracht wurde. Es verspricht gute Effekte, wobei sein Wirkspiegel bei einmal täglicher Applikation sehr gleichmäßig sein soll und das Auf und Nieder der Injektionen vermieden wird. Um zu verhindern, dass zu viel Testosteron in Dihydrotestosteron umgewandelt wird, sollten natürliche 5α-Reduktasehemmer zusätzlich genommen werden. Sinnvoll sind Zink und der Samen der Sägepalme (Sabal, Saw-Palmetto).

Androstendion – eine Alternative zur Testosterontherapie

Testosteron-Vorläufer

Manche Anti-Aging-Ärzte behandeln ein Testosteronmangelsyndrom mit Androstendion, einem Testosteron-Vorläufer. Nach *Dr. Alexander Römmler* aus München, der Androstendionstudien an Männern und Frauen auf dem letzten Weltkongress »The aging male« in Genf vorgestellt hat, erreicht man mit Androstendion kurze Zeit nach der oralen Gabe ähnliche Wirkspiegel wie mit Testosteron.

Hier scheint sich also eine Alternative anzubieten, da offenbar das Enzym, das Androstendion in Testosteron umwandelt, während des Alterungsverlaufes keiner Reduktion unterliegt. Da Androstendion wie Testosteron wirkt und ja selber zum größten Teil in Testosteron umgewandelt wird, ist sein Wirkprofil dem des Testosterons gleich.

Die tägliche Menge von 50 mg Androstendion verursacht einen Testosteronanstieg von 140 % bis 180 % über der Normlinie. Die Zeitdauer des nach 90 Minuten folgenden Testosteronanstiegs beträgt ca. 4 Stunden.

Die Schilddrüse steuert die Energie

Wenn eine Schilddrüsenunterfunktion vorliegt, fühlen sich die Betroffenen oft müde, kraft- und energielos, frösteln leicht; zudem klagen sie über Depressionen, Arbeitsunlust, Haarausfall, trockene Haut. Hinzu kommen möglicherweise Gelenkschmerzen, Nachtblindheit, Schwellungen im Gesicht, besonders unter den Augen.

Die Hypothyreose, wie die Unterfunktion genannt wird, ist ein Maskierer von Symptomen. Bisher sind 85 verschiedene Symptome und Befunde bekannt, die mit ihr einhergehen. Die Schilddrüsenunterfunktion lässt sich nur schwer feststellen, weil bei einer Untersuchung durch den Arzt die Blutwerte oft normal ausfallen.

Blutwerte oft normal

Um festzustellen, ob Sie dennoch an einer Hypothyreose leiden, sollten Sie folgenden Test machen: Legen Sie sich ein Thermometer auf Ihr Nachttischchen (auf 0 Grad heruntergeschlagen). Messen Sie am Morgen Ihre Temperatur (unter der Achsel, 10 Minuten lang). Sie erhalten so Ihre Basaltemperatur, die eng mit der Stoffwechselaktivität gekoppelt ist. Liegt Sie unter 35 Grad Celsius, dann haben Sie eine Hypothyreose, d. h. Ihre Schilddrüse arbeitet nicht genug.

Dieser Test wurde schon in den vierziger Jahren von *Barnes* in den USA entwickelt und ist in der modernen Medizin fast in Vergessenheit geraten. Nur 20 % aller Unterfunktionen sind im Blut nachweisbar. 80 % sind leichte Unterfunktionen, die Ihnen aber das Leben schwer machen können.

Die Anti-Aging-Wirkung der Schilddrüse

Global Player

Die Schilddrüse ist ein Global Player, der alle Körperfunktionen miteinander verbindet. Das Schilddrüsenhormon dockt nicht etwa an der Zellmembran an, wie alle anderen Hormone, sondern geht, um Zeit zu sparen, durch das Zellplasma direkt zum Kern und findet dort seinen Rezeptor. Es nimmt direkt auf die genetische Regulation Einfluss. Das Schilddrüsenhormon hat eine starke Anti-Aging-Wirkung, denn es fördert die Sauerstoffaufnahme, die Energiesteuerung und -gewinnung, den Kohlehydrat- und Eiweißstoffwechsel, die Balance von Mineralien und Vitaminen.

Behandlung mit Schilddrüsenhormonen:
Eine Crux! Es ist äußerst schwierig, Menschen mit Schilddrüsenhormonmangel richtig einzustellen, weil ja das Beschwerdebild nicht im Blut so einfach messbar ist.

Die Amerikaner verwenden häufiger T3/T4-Kombinationen und geben auch gerne Extrakte aus der Kälberschilddrüse, denn diese enthalten alle im Entstehungsgang des Thyroxins wichtigen Hormone: T1, T2, T3, T4 (Thyreoid-Armour Pharm, zu beziehen über Longevity Health, Maastricht).

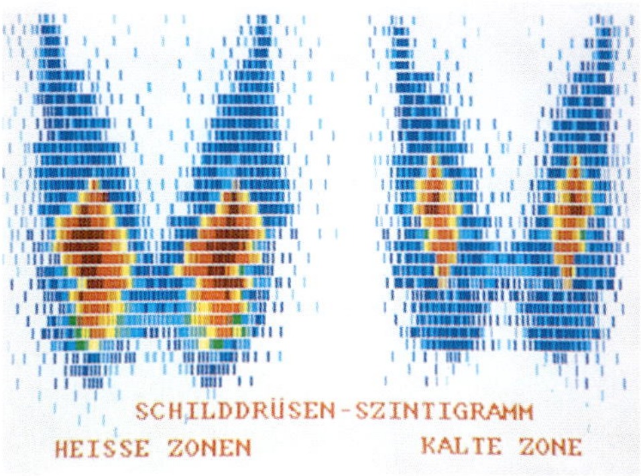

Schilddrüsen-Szintigramm (Computergrafik)

! Vor jeder Verabreichung von Schilddrüsenhormonen muss eine gründliche Untersuchung erfolgen, um die Ursachen der Unterfunktion festzustellen. Ist sie altersbedingt oder liegt gar eine Schilddrüsenentzündung mit Zerstörung des Gewebes vor? Diese Fragen kann nur Ihr Arzt beantworten.

Cortison – Stress und Angst, die Beschleuniger des Alterns

Noch ein paar Worte zum Hauptproblem unserer Zeit.

! Stress und Angst sind in erster Linie für einen beschleunigten Alterungsprozess verantwortlich. Sie verursachen eine erhöhte Produktion von Cortison und einen länger andauernden hohen Cortisonspiegel, der Gift für unsere Zellen ist und unserem Stoffwechsel schadet.

Während des Alterungsprozesses steigt der Cortisonspiegel kontinuierlich an. Dadurch kommt es zu den verschiedensten Alterungsschäden, wie Zerstörung der Merkzentren im Hippocampus des Gehirns, Zerstörung der Nervenzellen des limbischen Systems mit der Folge von Depressionen im Alter, Hemmung des Immunsystems mit längeren und schwereren Krankheiten, Krebserkrankungen, Infekten, Osteoporose, Appetitstörungen u. a.

Angst und Stress liegen nahe beieinander. Unklar ist bis heute, warum eine Aktivierung des Stresshormons Cortison bei einem eine schreckliche Qual, beim anderen höchstes Glück auslöst. Sie kennen sicher auch genügend Leute, die den Stress geradezu suchen, mit 180 km/h auf der Autobahn, beim Bungeejumping oder bei intergalaktischen Computerspielen.

Stressachse

Die Stressachse, die immer dann aktiviert wird, wenn der Organismus sich zwischen Flucht und Angriff entscheiden muss, beginnt im Hypothalamus. Dieser Teil des Hirns steht an der Spitze einer Reihe von Instanzen, die für die Ausschüttung des Stresshormons Cortison verantwortlich sind. Die Achse reicht über die Hypophyse bis zur Nebennierenrinde. Für kurze Stresssituationen ist die Ausschüttung von Cortison lebensnotwendig: Atmung und Blutfluss verstärken sich, die Muskulatur wird besser durchblutet. Nicht dringend notwendige Funktionen werden kurzzeitig außer Kraft gesetzt: Essen, Sex, Immunfunktion; der Zucker steigt an, die Verbrennung von Zucker wird beschleunigt, aus den Eiweißbausteinen, den Aminosäuren, wird Zucker neu durch Umbau gebildet. Alles Prozesse, die für kurze Zeit sinnvoll, aber auf die Dauer zerstörerisch wirken.

Cortinson-releasing factor

Wylie Vale vom renommierten Salk-Institut in Kalifornien, einer der Denkfabriken der Welt, hat den für die Cortisonbildung verantwortlichen Stoff gefunden, der offenbar im Hypothalamus gebildet wird, wenn seine Rezeptoren stimuliert werden: den CRF (= Cortison-releasing factor), ein Eiweißmolekül, das die Kaskade bis zur Nebennierenrinde und der damit verbundenen Cortisonproduktion auslöst. CRF hat aber auch Verbindungen zu emotionalen Hirnteilen und zum Hippocampus und vermittelt somit die Kommunikation von Angst und Stress in den Hirnregionen. Möglicherweise handelt es sich bei CRF um den Stoff, der manchmal Menschen scheinbar grundlos in Verzweiflung stürzt und den Teufelskreis von Depression und Angst auslöst.

Eine der wichtigsten Anti-Aging-Maßnahmen ist die Verminderung des Cortisonspiegels, beispielsweise in Form eines mentalen Anti-Stress-Programms.

Möglichkeiten zur Verminderung des Cortisons

Lebensstil

Die vielleicht einfachste Möglichkeit eröffnet sich Ihnen, wenn Sie Ihren Lebensstil ändern und Dauerstress abbauen. Sie können sich Übungen für Meditation und Entspannung in Ihren Tagesablauf einplanen, können mit Sport und Bewegung einiges bewirken. Aber davon später mehr.

DHEA vermindert am besten Cortisonexzesse. Wie schon berichtet, sollte das Verhältnis von Cortison zu DHEA immer ausgeglichen sein. Östrogene wirken Cortisonschäden entgegen, ebenso wie Testosteron und Androstendion, Progesteron und Pregnenolon. Mit diesen bereits ausführlich besprochenen Hormonen werden die altersbedingten schädlichen Cortisoneinflüsse reduziert und auf ein Minimum begrenzt.

Ausgewogene und gesunde Ernährung bremst den Alterungsprozess

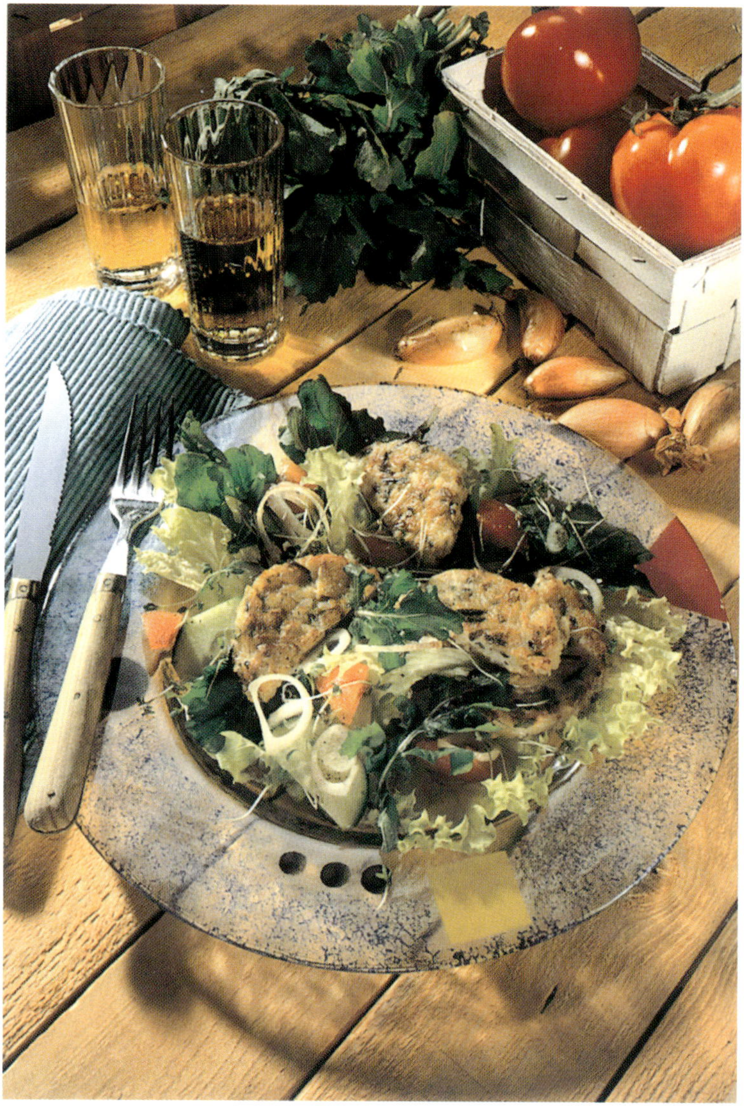

Die Sozial- und Zukunftsforscher behaupten, dass nahezu alle Menschen bis zum Jahr 2025 immer mehr Zeit vor dem Fernseher und in virtuellen Welten verbringen und sich immer weniger bewegen werden. *Edward Cornish*, der Herausgeber der Zeitschrift »The Futurist«, vertritt die Ansicht, dass Fastfood dann der Renner sein wird. Es gilt somit als gesichert, dass wir etwa ab der Lebensmitte immer dicker werden.

Bewegungsmangel und Fastfood

! Die Krankenversicherungen und Ernährungswissenschaftler schlagen Alarm: Ein Viertel der deutschen Kinder und über die Hälfte aller Deutschen leiden an deutlichem Übergewicht – Tendenz steigend. Nach einer Studie der Uni Kiel ist der Körperfettanteil der Deutschen seit 1975 um mehr als 60 % gestiegen! Damit nähern wir uns bedrohlich dem Durchschnitt aller US-Amerikaner mit 75 % Übergewicht. Wer als Kind dick ist, bleibt es auch im Alter: dickes Hänschen, fetter Hans!

Eine unausgewogene Überernährung, wie sie heute bei uns in weiten Teilen der Bevölkerung üblich geworden ist, zieht viele Folgen und Krankheiten nach sich, beispielsweise schnelleres Altern durch einen gestörten Stoffwechsel mit der Folge von Diabetes, Herz-Kreislauf-Erkrankungen und Krebs.

Wissen Sie, welches Gewicht Sie haben und wie dick Sie sind? Berechnen Sie Ihren Body-Mass-Index (BMI) durch folgende Formel:

Körper-Masse-Index

$$\text{BMI} = \frac{\text{Körpergewicht (kg)}}{\text{Körpergröße x Körpergröße (m)}}$$

Beispiel:
Sie sind 70 kg schwer und 1,75 m groß; dann berechnen Sie Ihren BMI wie folgt:

$$\text{BMI} = \frac{70\text{ kg}}{1{,}75 \times 1{,}75} = 22{,}5$$

- BMI unter 19 = Untergewicht
- BMI 19 – 25 = Idealgewicht
- BMI 25 – 30 = leichtes Übergewicht
- BMI über 31 = starkes Übergewicht

Ihr Risiko für Herz-Kreislauf-Erkrankungen wird bestimmt durch das zentrale Fett, also den »Bierbauch«. Wie sieht es mit Ihrem

Verbinden Sie Ihr Körpergewicht und Ihre Körpergröße mit einem Lineal und lesen Sie in der Mitte Ihren Körper-Masse-Index ab

Nomogramm zur Bestimmung des Körpermassenindex
(BMI = Body Mass Index)

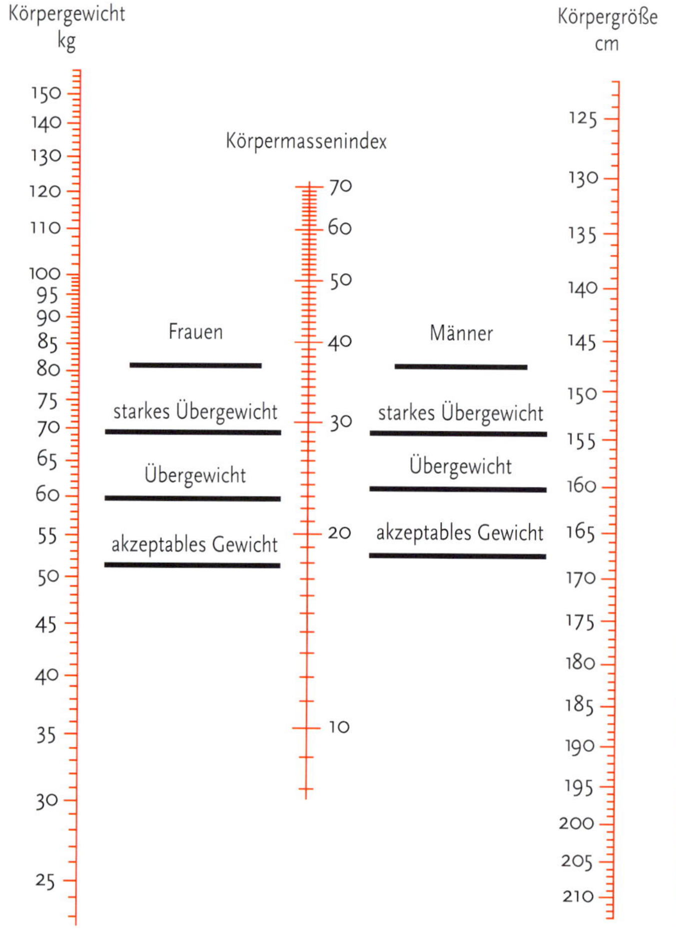

Verhältnis Taille – Hüfte

Bauch aus? Bestimmen Sie Ihre *Waist-Hip-Ratio*, d. h. messen Sie Ihren Bauchumfang über dem Nabel und teilen Sie ihn durch den gemessenen Umfang über der Hüfte. Sind Sie ein *Apfeltyp*, haben Sie also einen größeren Umfang über dem Nabel als über der Hüfte, dann sind Sie gefährdet! Frauen sind aufgrund ihres Östrogenschutzes meist *Birnentypen*, d. h. sie haben ein geringeres Risiko für Diabetes und Herz-Kreislauf-Erkrankungen.

Longlife- und Anti-Aging-Ernährung

»Optimale Ernährung liefert uns Energie und Elan, hält uns gesund und ermöglicht uns, ein längeres und gesunderes, produktives Leben zu führen«, sagen die Anti-Aging-Ernährungswissenschaftler. »Du bist, was du isst« oder nach *Hippokrates*: »Nahrung soll deine Medizin sein.«

Die Erkenntnisse über den Einfluss der Nahrung auf das Altern und die Erweiterung der Lebensspanne stammen schon aus den frühen sechziger Jahren, von Wissenschaftlern wie dem zweifachen Nobelpreisträger *Linus Pauling*, der die Wichtigkeit der optimalen Ernährung und Nahrungsergänzung mit den Worten unterstrich: »Der Galeerensklave des Mittelalters war im Grunde besser ernährt als der Mensch der heutigen zivilisierten westlichen Welt.«

Dass Pauling mit diesem Spruch den Nagel auf den Kopf trifft, erkennt man schnell, wenn man die heutige Nahrung etwas genauer betrachtet.

Unsere heutige, so genannte »reiche« Ernährung ist im Grunde genommen arm an lebenswichtigen Substanzen wie Mineralien, Vitaminen und Spurenelementen, Stoffen aus der Pflanzenwelt, die uns bei der Entgiftung der immer mehr aus der Umwelt anfallenden Giftstoffe helfen. Eine Ausnahme bilden hier die Mittelmeerländer und die fernöstlichen Kulturen.

Schweinebraten und Knödel

Schweinebraten und Knödel waren einst für die körperlich schwer arbeitenden Bauern und Arbeiter eine angemessene Ernährung; in unserer heutigen Zeit jedoch, da das Arbeitsleben vorwiegend automatisiert ist und am Schreibtisch stattfindet, sind sie falsch und sollten, so gut sie auch schmecken mögen, von der Speisekarte verbannt werden. Schreckliches kommt von der anderen Seite des Atlantischen Ozeans: Fastfood, Softeis und Coca-Cola – Nahrungsmittel, die den Alterungsprozess ganz easy beschleunigen.

Grundsätzlich lässt sich sagen, dass es keine vernünftige Anti-Aging-Medizin gibt, ohne dass die Ernährung umgestellt wird, auch wenn es anfangs schmerzhaft sein sollte.

Folgende Punkte sollten Sie im Hinblick auf Ihre Ernährung beachten:

- Die Nahrung sollte frei von Antibiotika, Hormonen und anderen umweltbedingten Belastungen sein.

Massentierhaltung

- Kaufen Sie kein Fleisch aus Massentierhaltung. Sie wissen nicht, woher es stammt. Die letzten Fleischskandale aus Belgien mit der Verfütterung von Klärschlamm an die Tiere, die Verfütterung von Tierkadavern haben es gezeigt: Entweder Sie nehmen Dioxin auf, oder Sie laufen Gefahr, BSE-Viren zu bekommen.
- Vielleicht verzichten Sie ganz auf Fleisch oder wenigsten auf rotes Fleisch und ernähren sich mehr vegetarisch. Nach einem Bericht der »Münchener Medizinischen Wochenschrift« ergab sich aus fünf internationalen Studien, dass vegetarische Kost die Risiken von Herz-Kreislauf-Erkrankungen vermindert. Teilnehmer dieser Studien waren mehr als 76.000 Frauen und Männer, die durchschnittlich über 11 1/2 Jahre beobachtet wurden. Bei den Vegetariern lag das Risiko für Herz-Kreislauf-Erkrankungen um 24 % niedriger als bei Nichtvegetariern. Der Effekt trat aber erst nach 5 Jahren fleischloser Kost zutage. Personen, die nur selten Fleisch essen, können ihr Risiko um 20 % mindern. Der rigorose Verzicht senkte das Erkrankungsrisiko um 26 %.
- Lange Lagerungszeiten von Lebensmitteln, Transport sowie synthetische Herstellungsverfahren bewirken häufig, dass die lebenswichtigen Inhaltsstoffe verloren gehen, ehe die Nahrungsmittel beim Endverbraucher ankommen.

Tiefkühlkost

- Vermeiden Sie es, sich von tiefgekühlter Nahrung zu ernähren. Beim Tiefkühlprozess verlieren die Nahrungsmittel nämlich 25 % ihrer Vitamine. Bevorzugen Sie daher frische Nahrungsmittel.
- Essen Sie faserreiche Vollkornprodukte, Nüsse, Wildreis und Wildgetreide.
- Versuchen Sie einmal die japanische Küche mit grünem Tee, viel Fisch, Soja und frischem Gemüse.

Obst

- Essen Sie mindesten 5-mal täglich ungespritztes Obst, so weit es möglich ist mit Schale, und erhöhen Sie den Gemüseanteil in Ihrer Ernährung, denn hier finden sich die Vitamine. (Zum Thema Vitamine siehe Kapitel »Vitamine und Antioxidanzien – unsere Verteidiger«.)

Mineralwasser

- Trinken Sie mindestens acht Gläser frisches Leitungs- oder Mineralwasser. Sofern Ihr Leitungswasser aus einem Quellgebiet in den Bergen kommt, besitzt es dieselbe Qualität wie gutes Mineralwasser. Erkundigen Sie sich am besten bei Ihrem zuständigen Wasserwerk.
- Essen Sie regelmäßig Milch- und Sojaprodukte (Tofu, Miso).
- Achten Sie auf einen ausreichenden, aber nicht zu hohen Fettanteil in der Nahrung: Er sollte 30 % der Gesamtnahrung nicht überschreiten.
- Begrenzen Sie die tägliche Cholesterinzufuhr auf maximal 300 g.

■ Richten Sie die Zusammensetzung Ihrer Nahrung grob nach der mediterranen Kost: 30 % Fett, 40 % Kohlehydrate, 30 % Proteine.

Als Grundregel gilt: Das Essen sollte gesund sein *und* schmecken. Anti-Aging-Teilnehmer sind keine Ernährungsfanatiker, sondern berücksichtigen auch den Faktor »Freude« beim Essen.

Faserhaltige Kohlehydrate

Kohlehydrate unterscheiden sich voneinander: Es gibt einerseits raffinierte Kohlehydrate, z. B. Zucker, die schnell im Körper aufgenommen werden, und andererseits komplexe Kohlehydrate, die faserreich sind und langsam resorbiert werden.

Wenn Sie beispielsweise zum Frühstück viel Zucker zu sich nehmen, dann ist das für Ihre Bauchspeicheldrüse, in der das Insulin produziert wird, ein »Schlag in die Magengrube«. Ganz anders dagegen verhält es sich, wenn Sie Zucker nur in geringem Maße zu sich nehmen, denn dann kommt es zu einem harmonischen Zuckeranstieg im Blut, den die Bauchspeicheldrüse in Ruhe verarbeiten kann. Im Übrigen enthalten raffinierte Zucker zwar viel Energie, aber keine Nährstoffe.

Harmonischer Blutzuckeranstieg

Wildreis enthält beispielsweise ebenfalls Energie, aber durch seine Schale auch noch eine Menge an Mikronährstoffen – weißer Reis hingegen ist klebrige Energie. Nahrungsfasern sind Pflanzenteile, die wir nicht verdauen können. Es sind komplexe Kohlehydrate, die unser Darm nicht aufspalten kann.

Obst, Gemüse und Hülsenfrüchte sind reich an Faserstoffen, die im Darm aufquellen, den Stuhl formen, dabei giftige Substanzen aus dem Darm entfernen und ihn ausfegen. Sie schützen im Gegensatz zur Fleischernährung vor Darmkrebs.

Fette und Cholesterin

Diese Stoffe werden sowohl für die Energiegewinnung als auch für die Herstellung von Hormonen und Enzymen benötigt. Bei Nichtbedarf werden sie in den Fettzellen abgelagert. Leider macht Fett die Nahrung schmackhaft, was dazu geführt hat, dass wir zu viel Fett verwenden und unsere gesamte Ernährung insgesamt zu fettreich ist.

Schmackhaft durch Fett

! Für die Anti-Aging-Ernährung ist es von Bedeutung, dass wir die *gesättigten* Fettsäuren in den Fetten von den *ungesättigten* unterscheiden und möglichst solche Fette verwenden, die einen *hohen Anteil an ungesättigten Fettsäuren* besitzen.

Der Unterschied zwischen beiden ist leicht festzustellen: Ein Fett mit einem großen Anteil an gesättigten Fettsäuren wird im Kühlschrank hart und trübe; ein Fett mit einem großen Anteil von ungesättigten Fettsäuren bleibt klar und flüssig. Allerdings gibt es eine Einschränkung: Margarine – sie bleibt weich, weil sie synthetisch hergestellt wird. Sie besteht aus den Transfettsäuren und diese sind nach bisherigen wissenschaftlichen Studien gesundheitlich nicht unbedenklich.

Transfettsäuren

Vielfach ungesättigte Fettsäuren, wie sie im Distel- oder Sonnenblumenöl vorkommen, sind leicht oxidierbar und sollten nicht zum Kochen verwendet werden. Achten Sie darauf, dass Ihr Öl nicht oxidiert ist. Es ist dann trübe und riecht übel. Der Fettoxidationsprozess wird auch als Ranzigkeit bezeichnet. Deshalb sind kaltgepresste Öle die besseren und stabileren Fette, die Sie vor der Sonne geschützt aufbewahren sollten (dunkle Flasche).

Kaltgepresste Öle

Der Anteil an mehrfach ungesättigten Fettsäuren sollte wegen der Oxidationsgefahr 10 % nicht überschreiten. Von den essentiellen Fettsäuren wie Linolensäure, Linolsäure und den Omega-3-Fettsäuren, die Cholesterin senken, das Blut verdünnen können und damit vor Atherosklerose schützen, benötigen wir nur geringe Mengen. Aber sie sind lebenswichtig und sollten deshalb zur täglichen Nahrung gehören. So beinhalten beispielsweise Lachs, Dorsch, Kabeljau, Nüsse, Nachtkerzenöl u. a. größere Mengen dieser Fettsäuren.

Essentielle Fettsäuren

Proteine

Sie sind die Bausteine unseres Körpers. Proteine oder Eiweiße dienen als Gerüstsubstanz für Zellen und Bindegewebe, Knochen, Muskeln und Organe. Die Enzyme, die das Leben und die Vitalfunktionen erst möglich machen, bestehen ebenfalls aus Eiweiß. Und last but not least handelt es sich auch bei den meisten Hormonen um Proteine.

Enzyme

Die Struktur der Eiweiße sowie ihre elektrische Ladung und damit Bindungsfähigkeit wird durch die 22 Aminosäuren, die in den verschiedensten Kombinationen auftreten können, bestimmt. Diese Kombination ist in unseren Genen festgelegt und wird durch kom-

Aminosäuren

plexe Ablesemechanismen von der DNS und ihrer Kopie, der RNS, erstellt. Stellen Sie sich nur einmal vor, diese DNS-Kodierung würde durch Oxidationsprozesse gestört. Die Folge wäre ein totales Durcheinander in der Kombination der Aminosäuren, sodass die Eiweißstrukturen nicht mehr stimmen und die Proteine ihre Funktionen nicht mehr ausüben könnten.

! Von den 22 Aminosäuren kann der Körper neun nicht selber herstellen. Diese sind aber lebenswichtig bzw. essentiell.

Die täglich benötigte Menge an Protein beträgt für einen gesunden Erwachsenen nur 0,8 g pro kg Körpergewicht. Sind Sie etwa 70 kg schwer, so benötigen Sie ca. 56 g Eiweiß täglich. Machen Sie beispielsweise eine Fastenkur oder haben Sie durch Sport einen sehr hohen Energieverbrauch, den Sie mit Kohlehydraten nicht ausreichend decken können, so wird Eiweiß abgebaut und sogar Struktureiweiß, d.h. das Körpergerüst benutzt, um die darin enthaltenen Aminosäuren in Zucker umzuwandeln. Dieser Glukoneogenese genannte Vorgang in der Leber dient in erster Linie der Sicherstellung des Zuckerbedarfs Ihres Gehirns.

Glukoneogenese

Wenn Sie z. B. Geflügel oder Fisch essen, benötigt der Körper Energie, um das zugeführte Eiweiß zu verwerten. Diese Energie holt er sich aus den Fettdepots. Eiweiß ist also auch ein »Fatburner«, denn pro Gramm Eiweiß benötigt Ihr Organismus 1 kcal Energie. Das soll jedoch nicht heißen, dass man nur noch Eiweiß zu sich nehmen soll, denn dann schaltet der Stoffwechsel um und es entstehen, wie während des nicht ratsamen Fastens, Ketonkörper, die sich sehr ungünstig auswirken, da sie das Zellgewebe ansäuern. Unser Gehirn ist so programmiert, dass es in Notfällen Ketonkörper verwerten kann, und für das Gehirn besteht dann ein Notfall.

Fatburner

Ketonkörper

Eine gesunde Ernährung sollte also stets aus folgender Zusammensetzung bestehen:

- 50 % Kohlehydrate,
- 30 % Fett, davon 60 % einfach ungesättigte Fettsäuren und 10 % mehrfach ungesättigte Fettsäuren,
- 20 % Protein.

Leptin steuert den Appetit und die Sättigung

Warum essen Sie gerne Schokolade, Wurst oder Eis? Sicherlich nicht aus Langeweile oder weil Sie müssen, sondern weil Sie Appetit darauf haben. Wenn Ihr Appetit sehr groß ist, werden Sie vermutlich gleich die ganze Tafel Schokolade aufessen oder einen großen Eisbecher vertilgen. Das aber tut weder Ihrer Gesundheit noch Ihrer Figur gut. Vielleicht haben Sie sich schon die Frage gestellt, warum Sie überhaupt Appetit haben und warum Sie so viel in sich hineinschlingen und nicht schon nach ein paar Bissen gesättigt sind.

Von den Fettzellen gebildet

Bei Studien über die Wurzeln der Adipositas stieß ein Team von Wissenschaftlern auf die Funktionsweise des Leptins. Die bahnbrechende Entdeckung des von den Fettzellen gebildeten Hormons Leptin führte zu völlig neuen Erkenntnissen und Einschätzungen in Bezug auf Essstörungen.

Dr. Joel Elmquist, Neuroendokrinologe am Beth Israel Deaconess Hospital in Boston, berichtet über seine Versuchsergebnisse an Ratten, die das Funktionsprinzip des Leptins endlich erklären können.

> Leptin wirkt in zweifacher Weise an den Kernen des Hypothalamus: Ein Bereich ist offenbar so programmiert, dass er durch Leptin *gehemmt* wird, was zur Adipositas führt; der andere wird durch Leptin *stimuliert* und führt zur Gewichtsabnahme ohne Hungergefühl.

»Normale Leptinspiegel sind mit normalem Körpergewicht assoziiert«, ergänzt *Dr. Carol Elias* von der Harvard Medical School.

In der Anti-Aging-Medizin wird daher die Menge Leptin bei der Gewichtsreduzierung bestimmt. Bei Übergewicht wird offenbar die Sensibiltät für Leptin an seinem Rezeptor im Hypothalamus gestört, sodass trotz hohen Leptinspiegels kein Sättigungsgefühl auftritt.

Die Nutriceuticals – Therapie mit Nahrungsmitteln

Die Natur liefert uns eine Menge von Pflanzen mit einer hervorragenden Anti-Aging-Wirkung. Dazu gehören vor allem die Flavonoide, Knoblauch, grüner Tee, die Karotinoide, Lektine, Ginkgo, Lycopin, Genistein, Daidzain, Ginseng und Soja. Den größten Anteil an Anti-Aging-wirksamen Nutriceuticals haben die Weinbeeren, Broccoli, Zitrusfrüchte und Sojabohnen.

Flavonoide

Die *Flavinoide Adenosin* und *Ajoen*, die wir z. B. auch in der Zwiebel und im Knoblauch finden, verbessern die Herzdurchblutung, verstärken die Energiebildung in der Zelle und senken den Blutdruck. Die Bioflavonoide finden sich in Zitrusfrüchten, Aprikosen, Kirschen, Tomaten, Papayas und Broccoli. Aufgrund ihrer hervorragenden Wirkung auf unseren Alterungsprozess sollten diese Pflanzenstoffe daher möglichst oft auf unserem Speiseplan erscheinen.

Adenosin, Ajoen

Allicin ist ein Senföl und der Hauptbestandteil von Knoblauch. Es senkt die Blutfette. In der Mittelmeerdiät finden sich regelmäßig Knoblauch und Zwiebeln auf dem Speiseplan. Schon seit Großmutters Zeiten ist die immunstimulierende Wirkung von Knoblauch bekannt, insbesondere in Zusammenhang mit Vitamin C.

Allicin

Unzählige Studien belegen den Schutz des *grünen Tees* bei Atherosklerose. Die höchste Lebenserwartung haben die Japaner und unter ihnen die Bewohner Okinawas. Diese haben den höchsten Verbrauch an grünem Tee. Dieser Tee reguliert den Fettstoffwechsel, wirkt als Antioxidans, hemmt die Blutplättchenverklebung. Er schützt vor hohem Blutdruck, Herzinfarkt, Schlaganfall und auch vor Krebs.

Grüner Tee

Karotinoide, wie sie z. B. in der Karotte vorkommen, sind spezifisch antioxidativ wirksame Pflanzenstoffe. Lycopin, der rote Farbstoff aus der Tomate, ist der Hauptvertreter. Lycopin hat übrigens auch eine ausgeprägte östrogene Wirksamkeit.

Lycopin

Ginkgo spielte schon im Leben von *Johann Wolfgang von Goethe* eine wichtige Rolle. Die Ginkgopflanze ist einerseits durch ihre Wirkstoffe, die Gingkoside, stark antioxidativ wirksam, andererseits verbessert Ginkgo die Durchblutung der Gefäße und steigert dadurch

Gingkoside

Merkfähigkeit und Konzentration. Ginkgo wirkt der Hirnalterung entgegen.

Ginseng ist das tibetische Geheimnis der Longevity. Es vitalisiert den Körper und stellt Energie bereit, um den Tagesablauf besser bewältigen zu können. Insbesondere bei älteren Menschen hat es eine starke immunstimulierende Wirkung. Die Ginsenoide, die Inhaltsstoffe des Ginseng, sind blutzuckersenkend, cholesterinregulierend und schützen vor Krebs. Nicht uninteressant ist auch die Testosteronähnliche Wirkung des Ginseng, die potenzsteigernd genutzt wird.

Ginsenoide

Soja kann man als das Wundermittel aus Asien bezeichnen. Mit seinem hohen Gehalt an antioxidativen Stoffen ist die Sojabohne das wichtigste Anti-Aging-Nahrungsmittel geworden. Groß angelegte Migrationsstudien in Japan und auf Hawaii sowie Untersuchungen aus der Tierforschung haben den lebensverlängernden Effekt der Sojaernährung bewiesen.

Brustkrebs in Japan

Bekanntlich haben die Japaner nicht nur den höchsten Sojaverbrauch (durchschnittlich 1 kg pro Tag), sondern auch die höchste Lebenserwartung aller Völker. Bei Japanerinnen verzeichnen die Ärzte 50 % weniger Brustkrebs als bei ihren westlichen Geschlechtsgenossinnen. Leben Japanerinnen z. B. in den USA und ernähren sich dort wie alle anderen US-Amerikanerinnen, dann steigt ihr Brustkrebsrisiko auf die Werte der westlichen Frauen. Ursächlich für die niedrige Brustkrebsrate in Japan ist offenbar das Sojaflavonoid Genistein, das wie ein Östrogen wirkt. Es schützt die Brustdrüse vor nicht gewünschtem Wachstum und Krebsentwicklung. Durch die Östrogenzufuhr aus der Sojabohne haben die Japanerinnen auch weniger Osteoporose und eine verzögerte Hautalterung.

Tofu, Miso, Tempeh

Aber auch die japanischen Männer profitieren von Soja. Sie haben eine deutlich erniedrigte Rate an Prostatakrebs. Die wichtigsten Sojaprodukte sind Sojamilch, Tofu, Miso und Tempeh. Mit einer Tasse Sojamilch und einer halben Tasse Tofu erreichen Sie den durchschnittlichen japanischen Tagesverbrauch.

Chlorella

Chlorella ist der Name eines gesundheitlich äußerst aktiv schützenden Gewächses aus der Tiefe der Meere. Diese Grünalge besitzt außerordentlich viele Vitamine und Mineralien, Proteine und essentielle Fettsäuren wie Omega-3-Fettsäuren. Chlorella wirkt blutdrucksenkend, blutzuckerregulierend und immunstimulierend; es reguliert den Fettstoffwechsel und senkt das Risiko, an Spätdiabetes vom Typ II zu erkranken. Interessanterweise wirkt es auch beim prämenstruellen Syndrom und gegen klimakterische Beschwerden. Offensichtlich schützt Chlorella wegen seines hohen Gehaltes an Reparatur-DNS und -RNS auch vor schädlichen Effekten ionisierender Strahlen wie UV- oder Röntgenstrahlen.

Enzyme spielen in unserem Leben eine entscheidende Rolle: Sie regeln unsere gesamten Lebensprozesse, von der Verdauung bis zu den kleinsten Zellprozessen. Sie sind wirksam in Kombination mit Vitaminen. Zu langes Kochen, Umweltgifte, Sulfit (oft wird Gemüse mit Sulfit konserviert) zerstören die Enzyme in der Nahrung. Während des Alterns resorbiert der Organismus nicht mehr ausreichend Enzyme aus der Nahrung; durch Methylisierung und Glykosierung, durch Oxidation und genetisch bedingte Alterungsprozesse werden unsere Enzyme vermindert und damit droht unserem Organismus eine Reduktion der Lebensprozesse. Eine ausgewogene Anti-Aging-Ernährung besteht deshalb auch aus enzymreichen Pflanzenstoffen wie dem Bromelain der Ananas und dem Papain der Papaya-Frucht.

Bromelain, Papain

! Die *Zelltherapie* ist eine der ältesten Therapieformen, die schon von den alten ägyptischen Ärzten praktiziert worden ist. Berühmte historische Persönlichkeiten haben sich der Zelltherapie des Schweizer Zelltherapie-Pioniers *Dr. Hans Niehans* unterzogen. Zu ihnen gehörten *Konrad Adenauer, Winston Churchill* und *Charles de Gaulle*. Zelltherapie ist eine Verjüngungsbehandlung, welche die Zellen neu geborener und frisch geschlachteter, eigens dafür gezüchteter Kälber oder Lämmer benutzt, um den Rejuvenierungs-Effekt dieser noch in so großem Umfang vorhandenen Inhaltsstoffe auszunutzen. Heute wird diese sehr aufwendige und teure Therapie nur noch in geringem Maße benutzt, so z. B. in der Haifischknorpelbehandlung zur Vorbeugung gegen die degenerative Arthrose, da genügend andere und sicherere Methoden zur Verfügung stehen.

Nahrungsergänzungsmittel mit Anti-Aging-Effekt

Unsere Nahrung ist der »Brennstoff«, der unseren Körper fit und gesund hält. Wenn Sie jedoch die Nahrung noch um bestimmte Stoffe ergänzen bzw. veredeln, erhöhen Sie damit die Qualität und damit auch den Effekt Ihres »Brennstoffes«. Sie können mehr leisten, bleiben länger fit und jugendlich. Deshalb spielen solche »Veredelungsstoffe«, z. B. die Vitamine (siehe nächstes Kapitel) oder Nahrungssupplements, wie sie in Amerika heißen, in der heutigen Anti-Aging-Medizin eine zunehmend wichtige Rolle.

Dazu zählen vor allen Dingen Aminosäuren, die in den Körperzellen einige sehr wichtige Stoffwechselunterstützungen leisten, teilweise die Produktion und Ausschüttung der Hormone stimulieren oder die Reparaturmechanismen der Zelle, insbesondere in der DNS, unterstützen. Viele altersbedingte Enzymblockaden können mit den in der Pflanzenwelt vorkommenden Inhaltsstoffen wie Bioflavonoide, Phenole und Indole, Flavone, Lignane und Sterole aufgehoben werden. Viele Stoffe haben krebshemmende Wirkung und unterstützen die Entgiftungsphasen des Körpers.

Enzymblockaden

Die Entgiftung des Körpers geschieht in der Leber. Wichtig ist vor allem die Funktion der Unschädlichmachung und der Ausscheidung von krebserregenden Substanzen wie Epoxide, Q-Quinone, Styrene, Stilbene, halogenierte aromatische Kohlenwasserstoffe und Acrolein, wie sie in Farbstoffen, Lösungsmitteln, Lacken, Benzin, Teer und Tabakrauch vorkommen.

Die Detoxikation dieser Stoffe geschieht in zwei Phasen:

Intermediärprodukte

- *Phase 1* ist die Umwandlung in so genannte Intermediärprodukte – Stoffe, die sehr krebserregend sind – durch Enzyme, die zu dem so genannten p450-System gehören, und die Xanthinoxidase.
- *Phase 2* besteht dann aus der Unschädlichmachung dieser aggressiven Intermediärprodukte und ihrer Ausscheidung durch Enzyme wie die GSH-S-Transferase, Arylsulfatase und Glukuronidasen.

! Alle diese Enzyme können im Rahmen der Anti-Aging-Medizin gemessen werden. Ihr Mangel ist ein wichtiger Hinweis auf eine unzureichende Entgiftung und damit sind diese Enzyme mitverantwortlich für vorschnelles Altern und das Entstehen von Krebserkrankungen. Indem man die Exposition gegenüber krebserregenden Substanzen vermeidet, sich gezielt ernährt und Nahrungsergänzungsstoffe zuführt, lässt sich die Störung beheben. Damit kann Krebs unter Umständen Jahre vor seiner möglichen Entstehung verhindert werden!

Arginin und Ornithin

Hormonstimulierung

Beides sind sehr wichtige Aminosäuren, deren Anti-Aging-Wirkung in erster Linie in der Stimulierung von Wachstumshormon, Insulin und Adrenalin besteht. Ihre Effekte sind vielseitig. *Beide Aminosäuren*

- regen das Immunsystem an;
- haben krebshemmende Wirkung;
- sorgen dafür, dass überflüssiger Stickstoff ausgeschieden wird;
- wirken mit bei der gefäßerweiternden Bildung von Stickoxid (NO); dadurch kommt es zu vermehrter T-Lymphozyten-Bildung und die Synapsentätigkeit im Gehirn wird verbessert; Herzinfarkt und Schlaganfallrisiko werden gesenkt.

Arginin

- stabilisiert die Insulinproduktion und normalisiert damit Blutzucker- und Fettspiegel;
- reguliert den Muskelaufbau und den Fettabbau über Wachstumshormonstimulation und
- fördert die Kollagenanlagerung.

Eine exakt wirksame Dosierung liegt sehr hoch (bis 20 g abends vor dem Schlafengehen). Allerdings ist Durchfall als Nebenwirkung möglich.

Methionin

Methylisierung

Es schützt die Zelle vor *Methylisierung*, einem Prozess, der zur Blockade von Enzymen und Abschnitten der DNS und RNS führt. Damit werden Enzyme blockiert, ihre Produktion gestört, verhindert oder verlangsamt oder DNS- und RNS-Abschnitte für die Kopienbildung unleserlich gemacht. Methylisierung oder auch Methylierung ist ein Prozess, der die Alterungsprozesse beschleunigt.

Methionin kann chemische Gruppen, so genannte Methylgruppen, zuführen oder methylierte Moleküle durch Aufnahme der Methylgruppen wieder freimachen. Es schützt damit eindeutig vor Alterungsprozessen und wirkt durch seine Antimethylisierung lebensverlängernd. Eine dem Methionin ähnliche Wirkung haben das N-Acetyl-Cystein, das aus der Aminosäure Cystein besteht und als Schleimlöser bei Bronchialkatarrh bekannt ist, sowie das S-Adenyl-Methionin (SAM).

Acetyl-Cystein

Cystein und Glutathion

Glutathion wird aus Cystein gebildet und ist der Grundstoff des körpereigenen Antioxidans, der Glutathionperoxidase (GPX). Durch die GPX kann oxidativ verbrauchtes Vitamin C wieder regeneriert werden. Cystein gibt dem Bindegewebe Festigkeit.

Glutathion-peroxidase

Chinese Restaurant Syndrome: Wer häufig chinesisch essen geht, kennt die Glutamatsoßen der Chinesen. Glutamat ist ein notwendiger Überträgerstoff an den Glutamatrezeptoren, die auf die Hirntätigkeit, das Denken und die Konzentration sehr stark erregend wirken. Cystein kann die Wirkung des Glutamats positiv verstärken. Bei Einnahme von großen Glutamatmengen, wie sie in chinesischen Restaurants üblich sind, kommt es jedoch zu einer Überreizung der Hirnzellen und damit zur oxidativen Zerstörung dieser Zellen mit der Folge von Merk-, Konzentrations- und Erinnerungsstörungen.

Glutamin

Die Aminosäure *Glutamin* wird ebenfalls zu Glutathion und teilweise zu Glutamat. Glutamin wird aber im Gehirn auch zu Gamma-Amino-Buttersäure umgewandelt, einem Stoff, den Sie schon früher kennen gelernt haben: Gamma-Amino-Buttersäure (GABA) ist der Überträgerstoff des GABA-Rezeptors, der beruhigende und entspannende Wirkung aufweist.

L-Carnitin – der Fettsäuren-Shuttle

Sind die Fettsäuren zur Verbrennung bei Dauerbelastung einmal in die Muskelzelle gelangt, so müssen sie in den Mitochondrien in den Fettsäure-Abbauzyklus geschleust werden. Diesen Transport über die Membran übernimmt L-Carnitin, in Zusammenarbeit mit einem für den Stoffwechsel enorm wichtigen Enzym, dem Acetyl-Coenzym A. Hat L-Carnitin die Membran überwunden, dann entlässt es die Fettsäure, die zur weiteren Energiegewinnung aufgespaltet wird, und

Acetyl-Coenzym A

fährt wieder leer zurück, um eine neue Fettsäure rüberzutransportieren.

L-Carnitin unterstützt die Entgiftung körperfremder Substanzen, senkt die Triglyzeride und das Cholesterin, verbessert die Energiebildung in den Mitochondrien der Herzmuskelzelle und der Skelettmuskelzelle, hilft bei der Gewichtsabnahme, wirkt gegen das chronische Müdigkeitssyndrom. Die tägliche Dosis bei Ausdauersport und Herzleistungsschwäche beträgt 1,0 bis 1,5 g. Am meisten enthalten tierische Nahrungsmittel (Fleisch, Leber) L-Carnitin in größeren Mengen, Pflanzen weniger.

Die essentiellen Fettsäuren

Alle Fette beinhalten verschiedene essentielle Fettsäuren, die unser Cholesterin senken und den Triglyzeridspiegel konstant halten. Essentielle Fettsäuren sind Bestandteil der Zellwände, insbesondere im Gehirn, und unterstützen die Erinnerungsfunktion und Konzentrationsfähigkeit und wirken so dem Alterungsprozess des Gehirns entgegen. Sie bilden hormonähnliche Stoffe, die so genannten Eicosanoide. Diese regulieren den Blutdruck, die Blutverdünnung, schützen die Blutplättchen vor Verklumpung. Sie wirken entzündungshemmend, unter ihnen insbesondere die Linolsäure, die zu Gamma-Linolensäure umgewandelt wird. Gamma-Linolensäure, aus dem Öl der Nachtkerze gewonnen, bildet das Prostaglandin PGE-1, ein schmerz- und entzündungshemmendes Mittel.

Eicosanoide

Prostaglandin PGE-1

Weniger ertragreich ist die Umwandlung der Linol- oder Linolensäure zu Omega-3-Fettsäuren. Diese werden besser über Fischöl aus Lachs oder Dorsch bzw. Kabeljau zugeführt. *Prof. Luderschmidt* aus München berichtete von der guten Wirksamkeit des dänischen Kabeljaulebertrans, der immer frisch aus den Kabeljaufängen vom Skagerrak gewonnen wird (»Möllers Tran«).

! Dagegen sind tierische Fette reich an Arachidonsäure, einer Fettsäure, die sehr leicht zu entzündungsstimulierenden Prostaglandinen umgebaut wird und die Verklumpung der Blutplättchen verstärkt.

Die Nachtkerze ist reich an Omega-6-Fettsäuren (Fettsäuren, die 6 Stellen ungesättigt haben). Fischöle und Wild besitzen große Mengen an Omega-3-Fettsäuren. Beide Fettsäuren sind allerdings leicht oxidierbar und deshalb nicht so sehr zum Kochen geeignet.

Vitamine und Antioxidanzien – unsere Verteidiger

Wir alle wissen, wie wichtig ausreichende Vitamine und Mineralien für unsere Gesundheit und Fitness sind. Vielleicht kennen Sie die Geschichten von den Seefahrern zur Zeit des *Columbus*. Da diesen auf ihren langen Fahrten über die Meere kein frisches Obst und Gemüse zur Verfügung standen, litten fast alle an Skorbut: Die Zähne fielen ihnen aus, die Knochen wurden brüchig; sie litten an körperlicher Schwäche. Eines Tages kam jemand auf die Idee, den Seefahrern einige Fässer Sauerkraut mitzugeben. Sauerkraut hat bekanntlich sehr viel Vitamin C. Und siehe da, der Skorbut war fortan gebannt.

Skorbut

Obst und Gemüse sollten täglich unseren Speiseplan bereichern – am besten Freilandgemüse, das biologisch angebaut wurde, also schadstoffarm ist und zudem in der Sonne gereift und damit reich an Sonnenenergie ist. Leider haben wir heute ein großes Problem: Bedingt durch den sauren Regen und die exzessive Düngung ist der Gehalt an Vitaminen und Mineralien heutzutage extrem niedrig und hat nach internationalen Studien in den letzten zehn Jahren sogar um 85 % abgenommen!

Saurer Regen

! Was früher noch möglich war, nämlich die ausreichende Einnahme von Vitaminen und Mineralien durch die Nahrung, ist also heute schlichtweg unmöglich. Wollten Sie sich Vitamine und Mineralien alleine aus der Nahrung zuführen, so müssten Sie, um nur den täglichen Vitamin-C-Bedarf zu decken, 15 Kiwi-Früchte oder 25 Orangen zu sich nehmen.

Mikronährstoffe

Insgesamt benötigt der Mensch 45 essentielle Mikronährstoffe. Sie wirken mit bei allen Enzymprozessen, bei der Hormonbildung und als Antioxidanzien und schützen unseren Organismus vor Alterskrankheiten. Die meisten Menschen der westlichen Industrieländer sind nicht ausreichend mit Mikronährstoffen – so heißen die Mineralien, Antioxidanzien, Spurenelemente und Vitamine in der Fachsprache – versorgt.

! In den USA und in Deutschland leiden über 50 % der Menschen an einem manifesten Vitamin-B_{12}-Mangel, der sowohl mit Blutarmut als auch mit psychischen Störungen wie Ängsten und Depressionen einhergehen kann.

Die Ursachen für eine Unterversorgung mit Mikronährstoffen sind:

- verminderte Nahrungsresorption aus dem Darm wegen altersbedingten enzymatischen Schwächen,
- mikronährstoffarme Nahrung, wie wir sie heute haben (durch Raffinierung und industrielle Verarbeitung),
- Bevorzugung falscher, d.h. zu fettreicher und eiweißreicher Nahrung (Kantinenessen und Fastfood),
- zu hoher Konsum von Tabak, Alkohol, Koffein und Tein (sie sind Mikronährstoff-Räuber).

Linus Pauling

Nach *Linus Pauling*, dem zweimaligen Nobelpreisträger für Biochemie, der 93 Jahre alt wurde und bis zuletzt in seinem eigenen Labor in San Francisco geforscht hat, können wir 12 bis 18 Jahre zu unserer Lebenszeit in gesunder Verfassung dazugewinnen, wenn wir uns täglich 3 g Vitamin C zuführen. Nach der Nurse-Health-Studie der Harvard Medical School konnte an 87.000 untersuchten Frauen, die Vitamin C einnahmen, ein um 20 % gesenktes Herzinfarktrisiko nachgewiesen werden.

Dr. Erich Rimm, Mitverfasser der berühmten Harvard-Studie über Rauchen und Antioxidanzien, meint: »Eine Unterversorgung mit Vitamin E ist ebenso gefährlich wie Rauchen.« Hunderte Studien existieren heute, die den Wert der Nahrungsergänzung mit Antioxidanzien unterstreichen. Alleine Vitamin A wird in 1052 Studien erwähnt, meist im Zusammenhang mit der Anti-Krebs-Wirkung, denn Vitamin A kann das Risiko für Bronchialkrebs, Speiseröhrenkrebs, Kehlkopf-, Magen- und Brustkrebs um die Hälfte senken.

Spurenelemente und Mineralstoffe

Hierbei handelt es sich um lebenswichtige anorganische Stoffe. Für die Beeinflussung der Alterungsprozesse entscheidend sind davon *Eisen, Zink, Kupfer, Fluor, Bor, Jod, Selen, Chrom* und *Vanadium*. Die Natur bietet uns diese so wichtigen Mineralien und Spurenelemente in Getreide, Obst, Weinbeeren.

! Leider hat der Gehalt an Spurenelementen und Mineralstoffen im Boden in den letzten 20 Jahren erheblich abgenommen. Die Spurenelemente sind durch den sauren Regen in tiefere Boden-

Vitamin-A-Kristall (koloriert)

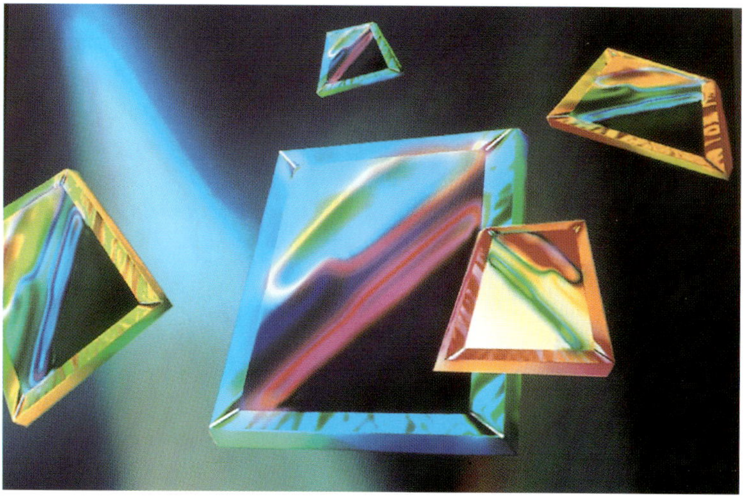

schichten abgewandert, während hochgiftige Schwermetalle wie Blei in den oberen Schichten konzentriert vorkommen und dadurch ihren Weg in die Pflanze leicht finden. Der Mensch kann sich deshalb die notwendigen Mineralien und Spurenelemente nicht allein durch die Nahrung zuführen.

Schokolade

Hinzu kommt, dass diese Mineralien und Spurenelemente bei fettreicher Ernährung, Nikotinkonsum (die Raucher sind zusätzlich noch durch hochgiftige krebserzeugende Schadstoffe belastet), exzessivem Alkohol- und Koffeingenuss sowie Verzehr von viel Schokolade vermehrt verbraucht werden und somit in geringem Maße zur Verfügung stehen für die antioxidative Verteidigung gegen die freien Radikale.

Antioxidanzien sind die Anti-Aging-Mittel, die auf unsere genetische Expression positiv einwirken, sodass wir verzögert älter werden und gesund bleiben bis ins hohe Alter.

Nachfolgend möchte ich Ihnen kurz aufzeigen, welche Bedeutung die einzelnen anorganischen Stoffe auf den Körper und den Alterungsprozess des Menschen haben.

Hämoglobin

Eisen ist der Sauerstoffträger im Blutfarbstoff Hämoglobin. Es ist sehr leicht oxidierbar, wobei Vitamin C vor der Oxidation schützt. Eisen findet sich außerdem bei vielen enzymatischen Prozessen in der Zelle, als Elektronentransporter in der Atmungskette der Energiefabrik der Zelle, den Mitochondrien. Eisenüberladung kann zu erheblicher Verstärkung von oxidativen Prozessen führen.

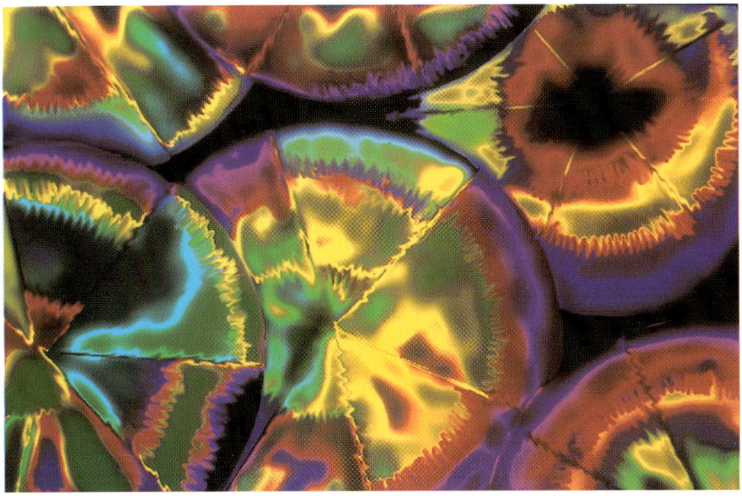

Vitamin-C-Kristall (koloriert)

Jod bietet uns normalerweise das Meer mit seinem Reichtum an Seefischen, Krustentieren und Algen ausreichend zur Ernährung an. (Süßwasserfische weisen keine nennenswerten Jodmengen auf.) Aber auch Knoblauch, Brunnenkresse und Milch sind Jodlieferanten. Jod ist Bestandteil des Schilddrüsenhormons. Der Einbau des Jodatoms in das Schilddrüsenhormon Thyroxin erfolgt mit Hilfe von Selen. Jodmangel findet sich vor allem in Süddeutschland, da hier das Trinkwasser nicht so jodhaltig ist wie in Gebieten nahe der Meere, in denen Jod mit dem Regen auf die Erde und ins Trinkwasser gelangt. Extremen Jodmangel finden wir bei Rauchern (Jodverwertungsstörung über das durch Nikotinkonsum entstehende giftige Produkt Thiocyanid) und bei Menschen, die viel Alkohol trinken.

Thyroxin

Zink ist ein sehr wichtiges Spurenelement, das bei fast allen Enzymprozessen vorkommt, aber vor allem als antioxidativ wirksames Metall die Superoxiddismutase (SOD) unterstützt. Die SOD wirkt katalytisch bei der Entgiftung des freien Hydroxylradikals, das bei oxidativen Prozessen entsteht, indem es unter Mitwirkung eines zweiten, Selen-abhängigen Enzyms, der Glutathionperoxidase (GPX), Wasserstoffperoxid bildet. Das noch sehr gefährliche Wasserstoffperoxid (H_2O_2) wird dann mit Hilfe des Katalase-Enzyms (CAT) in Wasser (H_2O) und Sauerstoff (O_2) überführt und entgiftet. Für diesen *antioxidativen Entgiftungsprozess* benötigt der Körper Zink, Selen, Vitamin E, Vitamin C, Mangan, Kupfer und die Aminosäuren Glutamin und Methionin.

Zink

Zink spielt aber auch beim Aufbau und bei der Reparatur von DNS und RNS im Zellkern und Zellplasma eine wichtige Rolle. Zink kann die bei Rauchern entstehenden Schwermetalle, wie z. B. Cadmium, an der Resorptionsstelle blockieren; es wirkt bei der Cholesterinsynthese mit und ist unverzichtbar verbunden mit der Umwandlung von Testosteron in Dihydrotestosteron. Hier wirkt es als Blockierer des Enzyms. Es besteht ferner eine enge Verbindung zwischen Zink und Vitamin A. Zink besetzt die Bindungsstellen des Retinol-bindenden Proteins, sodass mehr freies Vitamin A zur Verfügung steht. Zink schützt Insulin vor Oxidation und stärkt das Immunsystem.

Zink bieten uns tierische Produkte, z. B. Krustentiere und Austern, aber auch pflanzliche Produkte wie beispielsweise Beerenobst und Wein. Zink wird am besten an Orotsäure gebunden resorbiert (Zinkorotrat).

Orotsäure

Zinkmangel führt zu Haarausfall, Geschmacksstörungen, Akne, Prostatavergrößerung, Lethargie und Lernschwäche bei Kindern, Depression, Nachtblindheit, Wundheilungsstörungen, Psychose (man schätzt, dass etwa 5 bis 10 % der mit Psychopharmaka behandelten Patienten ihre Erkrankung durch Zinkmangel erworben haben), Diabetes Typ II (Altersdiabetes), Immunschwäche, Hauterkrankungen (Verlust von Zink über die Schuppung!), Magersucht, rheumatischen Erkrankungen.

Selen

Selen ist heute in den Böden kaum noch nachweisbar. Stellen Sie sich einmal vor, dass im Jahre 1817 der Selengehalt der Böden noch so hoch war, dass es zu Vergiftungserscheinungen gekommen ist! Dies war im Übrigen genau das Jahr, in dem Selen entdeckt wurde. Mit Selen steht uns ein sehr starkes antioxidatives Mineral zur Verfügung. Es unterstützt die Glutathionperoxidase (GPX) im antioxidativen Kampf.

Bei Selenmangel verspürt man häufig einen Heißhunger auf Schokolade und Süßigkeiten. Selen hat als starkes Antioxidativum eine Krebsschutzwirkung. Man fand in sehr vielen wissenschaftlichen Untersuchungen bei Krebserkrankungen niedrige Selenspiegel. In Finnland wurde seitens der Regierung eine Verordnung erlassen, welche die Bauern verpflichtete, alle Böden durch Düngung wieder mit Selen anzureichern. Und siehe da: Die Rate an atherosklerotischen Erkrankungen wie Herzinfarkt und Schlaganfall sank um 20 %.

Selen-Düngung

Selen schützt vor Krebs und Herzinfarkt! Es kann zudem verbrauchtes Vitamin E wieder erneuern. Es schützt die Membran der Mitochondrien vor Zerstörung und hält somit die Energiegewinnung der Herzmuskelzelle aufrecht.

Nach der Empfehlung des U.S. National Research Council sollte täglich 1 Mikrogramm Selen zusätzlich zugeführt werden. Überdosierungen sind giftig (Magen-Darm-Reizungen, Gerinnungsstörungen). Selen ist an die Aminosäure Methionin gebunden als Selenmethionin. Es ist als Selenhefe (mit leider schwankender Dosierung) und als Selenium-Tabletten (Selenium ACE) oder Selenium-Flüssigkeit (Selenase Trinkampullen) erhältlich.

Chrom und *Vanadium* unterstützen die Glukoseaufnahme in die Zelle und wirken antidiabetisch. Insbesondere Chrom in seiner Bindung an Piccolinsäure (Chromiumpiccolinat) ist unverzichtbar in der Anti-Aging-Therapie zur Vermeidung des metabolischen Syndroms (Gewichtzunahme, Insulinspiegelerhöhung, Blutzuckeranstieg mit Spätdiabetesentwicklung, Cholesterinerhöhung und Atherosklerose).

Chrom

Piccolinsäure

Studien mit Chromiumpiccolinat ergaben bei Mäusen eine Lebensverlängerung von über 30 %! Eine sehr wichtige Anti-Aging-Wirkung ist der Schutz vor *Glykierung* von Eiweißstoffen. Immer dort wo Zucker in erhöhtem Maße auftritt, kommt es zu einer Verklebung von Zuckerfetten mit komplexen Proteinstrukturen, die ja räumlich angeordnet sind. Durch diese Verklebung ändert sich die Raumanordnung des Eiweißes und kann das Enzym diese Stoffe nicht mehr erkennen, sodass die katalytischen Prozesse eingestellt werden. Dies führt zu vorschneller Alterung!

Glykierung

Eines der bekanntesten *glykierten Proteine* ist das HBA1c, ein Protein, das zur Diagnostik der diabetischen Stoffwechselfunktion eingesetzt wird. Während des Alterungsprozesses steigt HBA1c an, insbesondere bei Übergewichtigen, sodass wir diesen Wert in der Anti-Aging-Medizin immer bestimmen, um einen Hinweis auf schon begonnene Glykierung zu bekommen.

HBA1c

Bor ist unverzichtbar bei der Osteoporose-Prophylaxe. Es findet sich in den Schalen von Äpfeln und Birnen.

Osteoporose-Prophylaxe

Die vitalen Antioxidanzien – Vitamin A, C, E, β-Karotin und Co-Enzym Q10 – sind an sehr vielen enzymatischen Prozessen beteiligt. Ihre wichtigste Funktion aber ist die als Freie-Radikale-»Scavenger«. Das bedeutet, sie können ultrakurzlebige freie Radikale, wie das schon erwähnte Hydroxylradikal oder das singuläre Sauerstoffradikal, abfangen und somit den sonst drohenden Schaden (Oxidation der Fette, der DNS und RNS, der Eiweißstrukturen wie z. B. Enzyme) von der Zelle abwenden. Geschieht dies nicht, kommt es zu erheblichen Schäden, mit der Folge, dass die Zelle abstirbt oder so geschädigt wird, dass sie sich als Krebszelle weitervermehrt. Fettoxidation führt zu Atherosklerose und Herzinfarkt, Blutdruckerhöhung und Schlaganfall. DNS-Oxidation in der Zelle kann Krebs hervorrufen, DNS-Oxidation in den Mitochondrien bewirkt zunehmende Leistungsschwäche.

Vitamine A, E, C, β-Karotin, Karotinoide und Co-Enzym Q10

Vitamin A

Fettlöslichkeit

Vitamin A finden wir in *Leber, Eigelb* und *Milchrahm, Karotten, Spinat, Aprikosen, Fenchel, Löwenzahnblättern, Petersilie, Grünkohl* und *Mangold.* Bei der Aufnahme von Vitamin A sollten Sie die Fettlöslichkeit beachten. Also am besten mit ein wenig Olivenöl. Tägliche Menge: 1000–2000 Internationale Einheiten (I.E., I.U.). Während Vitamin A im Organismus gespeichert wird, scheidet er überschüssiges *β-Karotin* selber aus. Deshalb ist β-Karotin die bessere Alternative.

β-Karotin

β-Karotin ist die Vorstufe von Vitamin A. Es ist ein außerordentlich starker Radikalfänger und katalysiert zusammen mit Zink, Selen, Kupfer und Mangan die oxidative Abfangreaktion der SOD und der GPX.

β-Karotin und Vitamin A schützen vor Atherosklerose, Herzinfarkt, Asthma, Hautalterung, trockener Haut und Akne, Krebs, insbesondere Haut- und Schleimhauttumoren, Lungen-, Blasen- und Prostatakrebs, Magen-Darm-Krebs und Malignomen der oberen Atemwege. Krebsvorstufen an Haut und Schleimhäuten können mit Vitamin A wieder rückgängig gemacht werden. In hoher Konzentration als Vitamin-A-Säure wird das Vitamin zum Resurfacing der Haut angewandt (Schälkuren). In niedriger Konzentration schützt es vor strahlenbedingten oxidativen Hautprozessen und beugt der Faltenbildung vor.

Vitamin E

α-Tocopherol

Vitamin E besteht genau genommen aus einer ganzen Gruppe von Vitaminen. In Zusammenhang mit Anti-Aging interessiert uns aber nur das d-α-Tocopherol. Zusammen mit den anderen Antioxidanzien ist Vitamin E der »Teamchef« dieser Mannschaft. Im Kampf gegen die freien Radikale steht Vitamin E in erster Frontlinie. Es stellt dem oxidierten Fettsäuremolekül ein Elektron zur Verfügung und macht damit die Oxidation der Fettsäure wieder rückgängig. Da es fettlöslich ist, reichert es sich natürlich gerne in den Lipidanteilen der Zellmembranen, vor allem in den Hirnzellen, an. Vitamin E schützt vor Herzinfarkt, Schlaganfall, Bluthochdruck und macht manche atherosklerotischen Gefäßverengungen wieder reversibel. Die Wirkungen von Vitamin E sind:

Breites Wirkspektrum

- Schutz vor Fettoxidation (oxidiertes LDL-Cholesterin ist äußerst aggressiv in der Gefäßwand),
- Schutz vor Zellmembranzerstörung, vor allem in den Hirnzellen,
- Schutz vor degenerativen Hirnabbauprozessen,
- Blutverdünnung,
- Schutz vor Herzinfarkt und Schlaganfall,
- Rückgang von atherosklerotischen Plaques in der Gefäßwand,
- Immunstärkung,
- Hemmung des Tumorwachstums,
- Schutz vor Arthritis,
- Zusammen mit β-Karotin Schutz vor Katarakt,
- Schutz vor Diabetes (Vitamin E hemmt die Umwandlung von Eiweiß in Zucker),
- Schutz vor Krebs (das National Cancer Institute der USA belegte den Rückgang von Mundhöhlenkrebs um 50 %, wenn täglich Vitamin E supplementiert wurde. Nach einer finnischen Studie ist Vitamin-E-Mangel mit einer um 50 % erhöhten Krebsrate verbunden).

Vitamin E kommt in natürlicher Form im Weizenkeim und dessen Ölen, in Nüssen, Mais, Vollkornprodukten und Sonnenblumenöl vor (auch, wenn man ab und zu Gegenteiliges hört). Alle großen wissenschaftlichen Studien belegen die antiatherosklerotische und hirnschützende Wirkung von Vitamin E.

Die Daten der Southwestern Medical School der University of Texas, des Atherosclerosis Research Laboratory der Univerity of Mississippi und der Medical School der University of South Carolina zeigten deutlich den Effekt der Einnahme von täglich 400 I.U. auf die Reduktion des Cholesterinspiegels (bis um 40 %!). Nach zweijähriger Supplementierung mit Vitamin E bei Männern mit Koronarbypass konnten die Herzkranzgefäßverengungen deutlich reduziert werden.

Cholesterinreduktion

In einer großen Harvard-Studie konnte nachgewiesen werden, dass das Risiko für Herz-Kreislauf-Erkrankungen unter täglicher Vitamin-E-Gabe von 100 bis 250 I.U. täglich um 41 % sank! 40.000 Männer mit Vitamin-E-Substitution hatten ein um 37 % geringeres Risiko für Herzinfarkte. Dies wurde durch Studien der WHO in 16 europäischen Ländern belegt.

! Dosierung von Vitamin E: 400 I.U. täglich. Es sind keine Überdosierungserscheinungen bekannt. *Achtung:* Falls Sie ASS (Acetylsalicylsäure, z. B. Aspirin) oder andere blutverdünnende Medikamente einnehmen, dann müssen Sie die blutverdünnende Wirkung von Vitamin E beachten!

Vitamin C

Vitamin C hat nachweislich einen lebensverlängernden Effekt, denn es schützt unseren Organismus durch die Bindung freier Radikale und die Stimulierung des Immunsystems vor den zerstörerischen Folgen von Strahlen, Umweltverschmutzung, Rauchen und Infektionskrankheiten. Viele internationale Studien belegten, dass die Einnahme von Vitamin C über mehrere Jahre die Atherosklerose reduziert und das Herzinfarktrisiko deutlich senkt. Vitamin C und Vitamin E sind hier ein enges »Team«, das sich im antioxidativen Kampf gegen freie Radikale gegenseitig wieder erneuert. Wegen seiner Hilfe bei der Synthese der *Glukosaminoglykane*, welche die Arterienwände stabilisieren und mit den Stahlträgern eines Wolkenkratzers verglichen werden, hat Vitamin C eine enorm gefäßstabilisierende Wirkung. Vitamin C

Glukosaminoglykane

- entgiftet in der Entgiftungsphase I durch Unterstützung der p450-Enzyme;
- wirkt an Hormonbildungsprozessen mit (Adrenalin und Noradrenalin und Serotonin, das Glückshormon);
- unterstützt die Bildung von L-Carnitin, dem Fettsäuren-Shuttle vom Zellplasma in die Mitochondrien; dadurch kommt es zu verbesserter Fettverbrennung;
- ist unersetzbar zum Schutz vor Hautalterung (unterstützt die Kollagensynthese und die der Glukosaminoglykane und schützt die Haut vor oxidativen Schäden durch UV-Strahlen);
- wirkt antientzündlich;
- unterstützt die Synthese der Mukopolysaccharide, Stoffe, die unsere Arterien frei von verengenden Plaques halten;
- boostert die T-Zellen und die Immunglobulinbildung;
- schützt vor Krebs;
- stellt die biologische Uhr zurück.

Nach einer britischen Studie stiegen die weißen Blutkörperchen bei Menschen im Alter von 75 Jahren unter der täglichen Vitamin-C-Einnahme wieder auf Werte eines jungen Menschen. Die am meisten beachtete Studie hinsichtlich des Anti-Aging- und Lebensspanne-Effekts wurde über 10 Jahre lang an der University of California in Los Angeles bis 1992 durchgeführt.

Männer, die mehr als 150 mg Vitamin C pro Tag zu sich nahmen, hatten eine um 35 % niedrigere Sterblichkeit als jene, die nur 30 mg zu sich nahmen. Frauen wiesen in dieser Vergleichsgruppe eine um 10 % reduzierte Sterblichkeit auf.

Heutiger Vitamin-C-Bedarf

Seit dem zivilisatorischen Fortschritt unserer Kulturen hat sich auch der Vitamin-C-Bedarf geändert. Ein 70 kg schwerer Mensch benötigt täglich 10.000 mg Vitamin C. Das entspricht einer Orangensaftmenge von 100 Glas täglich! Unter Stress und bei Krankheiten erhöht sich der Bedarf. So benötigt eine Ziege, die im Allgemeinen nicht gerade unter Stresssymptomen leidet, sage und schreibe 13.000 mg Vitamin C täglich.

! Viele unserer Mitmenschen nehmen nicht einmal die Minimalmenge von 60 mg täglich auf. Haben Sie schon einmal Ihre tägliche Vitamin-C-Menge berechnet? Um Ihren täglichen Bedarf zu decken, müssten Sie täglich 100 Orangen oder 50 Kiwis zu sich nehmen. Heute werden allgemein 500 – 1000 mg Vitamin C täglich empfohlen. Sie sollten möglichst ein Slow-release-Vitamin C (also mit langsamer Freisetzung) nehmen; so wird der Vitamin-C-Abbau verzögert, der Blutspiegel gleichmäßig hochgehalten.

Q10

Co-Enzym Q10 ist ein Antioxidans, das Elektronen aufnehmen und abgeben kann. Es wirkt in der Atmungskette beim Elektronentransport und bei der Bildung der energiereichen ATP-Moleküle. Die Energie, die in unseren Zellen gebildet wird, ist in Form von Adenosintriphosphat (ATP) gespeichert. Dieses Energiemolekül wird immer wieder neu recycelt.

Adenosintriphosphat

Bei der Bildung von ATP werden in der Atmungskette, die in den Mitochondrien lokalisiert ist, Elektronen transportiert. Leider ist die Natur nicht perfekt und es kommt immer wieder zu einem Leck im Elektronentransport, sodass 1 % aller Elektronen verloren geht und sich freie Radikale bilden. Hier hat Co-Enzym Q10, auch Ubichinon genannt, seine Aufgabe: Es fängt die Elektronen auf und wechselt dadurch immer wieder seine Molekülstruktur, entlastet damit auch immer wieder den »Frontkämpfer« Vitamin E.

Ubichinon

Q10 ist fettlöslich und findet sich reichlich in Soja, Walnüssen, Mandeln, Makrelen, Sardinen, grünen Bohnen, Spinat und Knoblauch.

Ausdauersport

Sportler haben, insbesondere bei Ausdauersport, wegen der hohen Fettverbrennung in den Mitochondrien einen sehr hohen Bedarf an Q10.

Wegen seiner hochenergetischen Wirkung in den Muskelzellen ist Q10 ein hervorragender Herzschutz, insbesondere bei Stress und im Alterungsprozess. Es unterstützt bei Herzinsuffizienz, schützt das Herz vor Sauerstoffmangel im Gewebe und reduziert die Häufigkeit von Angina-pectoris-Anfällen. Ferner senkt es die Gefährdung bei Herzrhythmusstörungen und Herzkranzgefäß-Erkrankungen. Q10 stabilisiert den Blutzucker, energetisiert den Körper, insbesondere das Herz, bei Belastung, unterstützt den Ausdauersport und senkt den Blutdruck (nach einer texanischen Studie bei 85 % hypertoner Männer).

Dosierung: täglich, je nach Belastung oder Herzerkrankung, zwischen 60 und 120 mg Q10. Zur körpereigenen Q10-Produktion benötigt der Körper ausreichend Vitamin B_6, B_{12}, B_3 und Folsäure. Da Q10 fettlöslich ist, sollte man darauf achten, dass es in einer öligen Kapsel angeboten wird. Q10 gibt es in den USA auch als Gel. Inwieweit Q10 in einer Hautkosmetik Effekte aufweist, ist bisher wissenschaftlich nicht nachgewiesen worden.

Kosmetik

Folsäure und die B-Vitamine

Häufig unterschätzt wird die Folsäure, die einen Anti-Krebs-Effekt besitzt und eine wichtige Rolle im Aminosäurenstoffwechsel spielt. Das für die Entwicklung einer Atherosklerose so bedeutende Stoffwechselprodukt Homocystein wird durch die Kombination von Folsäure und Vitamin B_{12} entgiftet.

Homocystein

! Wir messen in unserem Institut regelmäßig den Homocysteinspiegel. Ein hoher Homocysteinpegel hat einen negativen Effekt auf die Arterienwände und führt zu erheblichen psychischen Störungen, von Angstzuständen bis hin zur psychotischen Prolurie. Die Betroffenen haben dann Halluzinationen und Wahnvorstellungen. Oft verkannt, werden sie mit Psychopharmaka behandelt anstatt mit Folsäure und Vitamin B_{12}!

Die anderen B-Vitamine wie B_1, B_2, B_3, B_6 haben eine große Wirkung in den meisten Stoffwechselprozessen des Organismus. Sie sind bedeutend bei der Bildung von Serotonin und Noradrenalin (Vitamin B_6), bei der Kollagensynthese (B_1) und dem Abbau von Zucker und Fett (B_2). Sie kommen vor in: Weizenkeimen, roten Bohnen, Spinat, Kalbsleber, Broccoli, Sojabohnen und roten Beten.

Panthotensäure ist als Vorläufer des Co-Enzyms A aktiv bei der Fettverbrennung, die auch β-Oxidation genannt wird, und beim Einschleusen von Acetyl in den Zitronensäurezyklus. Der Zitronensäurezyklus ist der Hauptabbauweg für Fette und Kohlehydrate und hat seine große Bedeutung bei der Energiegewinnung.

Zitronensäure-zyklus

Calciumpanthotenat hat eine lebensverlängernde Wirkung (bis zu 30 %), wie sich aus verschiedenen Versuchen mit Mäusen ergab, denen die Nebenniere entfernt wurde, die also kein Cortison selbstständig bilden konnten. Sie schwammen, wenn sie Calciumpathotenat ins Trinkwasser bekamen, doppelt so lange im Eiswasser (Stresssituation!) als ihre Artgenossen ohne Calciumpanthotenat.

Das Anti-Aging-Fitness-Programm

Unsere modernen Lebensbedingungen haben leider dazu geführt, dass wir uns viel zu wenig bewegen. Wir sitzen zu viel: am Schreibtisch, vor dem Fernseher, im Auto, am Computer – und selbst wenn wir einen Beruf ausüben, bei dem wir uns ziemlich viel bewegen, z. B. den einer Hausfrau, eines Gärtners oder Handwerkers, so bewegen wir uns häufig einseitig und ungesund.

! Unzählige ältere Menschen leiden heute an den Folgen jahrelanger mangelnder oder falscher Bewegung bzw. Überbelastung, haben Probleme mit ihrem Kreislauf, den Gelenken, der Wirbelsäule, den Lungen usw. Sie erwarten von ihrem Arzt Heilung; aber die wirkliche Heilung kann niemals allein vom Mediziner kommen, sondern muss vom Menschen ausgehen, durch Umstellung seiner ungesunden Lebensweise. Es genügt nicht nur Medikamente einzunehmen, sondern man muss den Körper bewegen und trainieren, insbesondere dann, wenn man bis dahin zu wenig oder womöglich gar nichts gemacht hat.

So spielt ein gesundes und regelmäßiges Bewegungstraining im Anti-Aging-Bereich eine zentrale Rolle. Unzählige Studien haben bewiesen, dass Sport und Bewegung das Risiko für Herz-Kreislauf-Erkrankungen senken, ebenso das Brustkrebs- und Prostatakrebsrisiko. Menschen, die regelmäßig und gesund sportlich aktiv sind, können ihr biologisches Alter um bis zu 20 Jahre jünger halten.

Sport sollte man ein Leben lang betreiben, aber um mit Sport anzufangen, ist es nie zu spät. Ich kenne 65-jährige, die niemals Sport trieben und erst mit 60 damit begonnen haben und denen es gelang, ihre Gesundheit entscheidend zu verbessern. Wichtig ist, wie gesagt, dass es sich um ein gesundes Training handelt, das mäßig, aber regelmäßig durchgeführt wird. Jede Art von Übertreibung ist schädlich! Es gibt 60-jährige, die versuchen, mit 30-jährigen Schritt zu halten, und dasselbe intensive Sporttraining durchführen wie diese. Das aber ist aus ärztlicher Sicht sowohl ungesund als auch gefährlich.

Regelmäßiges Training

Ein regelmäßiges gesundes Sport- und Bewegungstraining kann mit einem »Wundermittel« verglichen werden, denn es

- verbessert das Immunsystem,

- unterstützt die Gewichtsabnahme,
- schützt vor Atherosklerose, Hochdruck, Herzinfarkt und Schlaganfall,
- strafft die Figur, das Muskel- und Bindegewebe,
- verbessert die Blutfette (HDL-Anstieg, Senkung von LDL),
- fördert das Gedächtnis, die Balance und Konzentration,
- schärft die Sehfähigkeit und schützt vor grünem Star,
- senkt die Angstbereitschaft, stärkt das Selbstbewusstsein, wirkt antidepressiv,
- reduziert das Risiko für Brust-, Prostata- und Dickdarmkrebs,
- wirkt entspannend und ordnet Ihre Gedanken,
- steigert die Stimmung, die Lust an der Arbeit und die Lebensqualität.

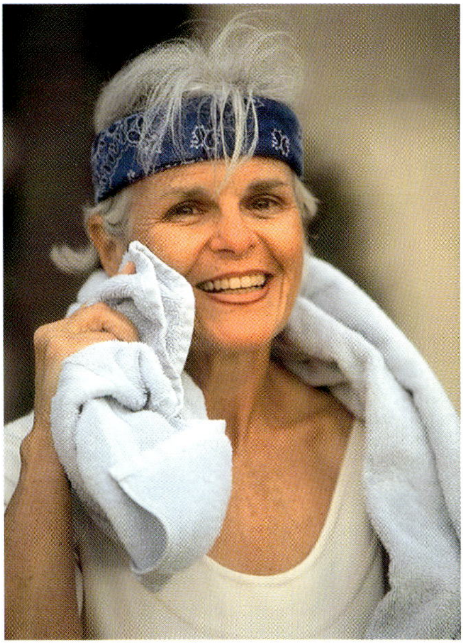

Jogging im Alter kann Wunder bewirken

Ein alternder Stoffwechsel verbrennt immer weniger Fett. Dies ist ein Grund, warum die meisten Menschen um die 50 Jahre herum anfangen, an Gewicht zuzulegen. Der Zellmüll und die beim Stoffwechselprozess anfallenden Schlacken werden nicht mehr ausreichend abtransportiert. Das führt zu den so genannten Altersflecken. Diese hässlichen Flecken bestehen aus Zellmüll, in der Biochemie Lipofuszin genannt. Ablagerungen von Lipofuszin im Gehirn verändern die Hirnfunktionen. Die verminderte Fettverbrennung führt zu vermehrter Ablagerung und erhöht die Gefahr von Atherosklerose.

Lipofuszin

Bei Sport werden 80 % der Energien aus verbrannten Fettsäuren gewonnen. Sport erhöht die Produktion unserer Hormone, vor allem des Wachstumshormons. Sport löst im Immunsystem die sogenannte Akute-Phase-Reaktion aus. Das bedeutet, dass bei sportlicher Tätigkeit über einen Zeitraum von wenigstens 30 Minuten die Immunzellen stimuliert werden, Interleukine und Interferone freigesetzt werden. Dadurch sind wir vor Infekten geschützt. Das alternde, funktionsgeschwächte Immunsystem wird wieder aktiviert. Durch den über das Wachstumshormon vermittelten Muskelaufbau werden mehr Energien zur Verbrennung benötigt. Dadurch wird immer mehr Fett verbrannt, im Gegensatz zum nicht trainierten, alternden Muskel, der im Ruhezustand kaum noch Fett verbrennt.

Leistungssport

Über das normale Maß hinausgehender Sport, also Leistungssport, verbessert dagegen das Immunsystem nicht wesentlich. Im Gegenteil: Während bei mäßiger sportlicher Betätigung nach 30 Minuten Dauerlauf z. B. die Immunzellen stark stimuliert sind, findet man nach Hochleistung eine Reduktion des Immunschutzes, das so genannte »offene Fenster«, das zu erhöhter Infektanfälligkeit führt. Die durch sportliches Training verbesserte Lebenserwartung wird bei Hochleistungssport ebenfalls nicht mehr gesteigert.

Dr. Ralph Pfaffenberger von der Harvard-Universität konnte nachweisen, dass diejenigen Menschen die höchste Sterberate hatten, die wöchentlich weniger als 500 kcal durch Sport verbrannten. Die Studienteilnehmer, die wöchentlich zwischen 500 und 1000 kcal verbrauchten, also 10 bis 20 km Walking pro Woche durchführten, hatten ein um 22 % herabgesetztes Sterberisiko, diejenigen, die 3500 kcal/Woche verbrannten, wiesen eine um 54 % verringerte Rate auf.

Wie fange ich mit Sport an?

Wenn Sie lange Zeit keinen Sport mehr oder noch nie Sport getrieben haben, dann ist es immer schwierig, (wieder) neu zu beginnen.

Motivierung

Sport ist stets eine Frage der Motivation. Wenn Sie nicht motiviert sind, werden Sie zwar vielleicht sportliche Aktivitäten aufnehmen, aber nicht durchhalten. Sie brauchen also einen »Motivator«.

Dieser »Motivator« ist die Frage: »Was will ich mit meinem Sport erreichen?« Definieren Sie Ihr persönliches Ziel, z. B. eine bessere Figur, mehr Muskeln in den Armen etc. Machen Sie am besten ein Foto von sich, so wie Sie im Moment aussehen. Stellen Sie sich nun vor, wie Sie in einem Jahr aussehen wollen. Das imaginierte Bild sollte Bereiche beinhalten wie z. B. die äußere Körperform (Fettansatz, Muskeln), die Belastbarkeit, die Sie dann besitzen wollen, die Strecke, die Sie am Ende bewältigen wollen usw.

Welchen Sport?

Überlegen Sie sich nun, welche Form von Sport Sie wählen wollen und welche Ihnen am meisten Freude bereiten könnte. Was haben Sie in der Jugend gerne gemacht? Wo haben Sie Siege erzielt? Fokussieren Sie dann Ihr Ziel, so wie alle Sportler es machen. Erst wenn Sie diesen *mentalen Schritt* getan haben, können Sie mit dem zweiten Schritt, der körperlichen Aktivität, anfangen. Wenn Sie Ihre Psyche programmiert haben, werden Sie Ihr Trainingsprogramm auch viel leichter durchhalten.

Der nächste Schritt besteht darin, alle Ihre Alltagsverrichtungen neu zu ordnen: Wo können Sie auf das Auto, die Rolltreppe, den

Fahrstuhl verzichten? Die American Medical Association hat Tätigkeiten, die von der Belastung als gleichwertig einzustufen sind, aufgelistet. Dazu zählen 2 Stunden Walking, 1 Stunde Radfahren, 1 1/2 Stunden Schwimmen, 1 Stunde Tennis, 5 Stunden Golf (vorausgesetzt Sie ziehen Ihren Bag selber), 4 Stunden Hausarbeit und 1 Stunde Rasenmähen mit Aufharken des Grases.

Schritt Nummer drei ist die Prüfung Ihres momentanen Belastungsstatus. Wenn Sie Herzprobleme haben oder an Bluthochdruck leiden oder über 50 Jahre alt sind, rate ich Ihnen, zunächst ein Belastungs-EKG bei einem sportärztlich ausgebildeten Arzt durchführen zu lassen. Sie können dann vorzugsweise mit dem Steptest beginnen. Dieser Test hat sich als sehr hilfreich zur Bestimmung des momentanen Trainingszustandes erwiesen und wird beispielsweise in unserem Anti-Aging-Institut regelmäßig durchgeführt. Nach 60 Sekunden stoppen Sie das Testtraining und messen Ihren Puls:

Belastungs-EKG

Alter 40 – 49 Jahre, Männer, Pulsfrequenz/Minute:

- exzellent: 74 – 78
- gut: 80 – 84
- befriedigend: 86 – 88
- ausreichend: 90 – 100
- schlecht 110 – 120

Alter über 50 Jahre, Männer, Pulsfrequenz/Minute:

- exzellent: 75 – 80
- gut: 82 – 88
- befriedigend: 90 – 100
- ausreichend: 100 – 110
- schlecht: 110 – 125

Die Ergebnisse der Pulsfrequenzmessung sind folgendermaßen zu interpretieren:

- *ausreichend oder schlecht:* Sie haben ein erhöhtes Herz-Kreislauf-Risiko und benötigen dringend ein Trainingsprogramm.
- *befriedigend:* Sie sollten regelmäßiger trainieren, mindestens 3 x die Woche 40 Minuten.
- *gut:* Sie sind in guter Form, aber es gibt noch Platz für Verbesserungen. Erhöhen Sie Intensität und Dauer des Trainings.
- *exzellent:* Gratuliere! Sie sind in Topform! Sie können die Zeit jetzt dazu nutzen, Ihre Körperformen zu verbessern. Trainieren Sie Elastizität und Dehnung. Es gibt immer noch Raum für Verbesserungen!

Nachdem Sie den Steptest und Pulstest durchgeführt haben, können Sie nun Ihr persönliches Trainingsprogramm festlegen. Bei schlechtem Puls sollten Sie immer langsam anfangen.

Verbesserung der Ausdauer

Laufen und Radfahren sind für die Ausdauerverbesserung und als Herz-Kreislauf-Training hervorragend geeignet, jedoch weniger für den Muskelaufbau. Sie sollten aber auf jeden Fall mit Laufen oder Radeln beginnen. Kaufen Sie sich bitte ein Pulsmessgerät, das Sie während des Trainings anlegen. Haben Sie im Steptest schlecht abgeschnitten, dann sollten Sie die ersten 4 Wochen den Puls nicht über 100 Schläge/min hochjagen. War Ihr Ergebnis befriedigend, dann können Sie ohne weiteres Ihr Training so anlegen, dass Sie 120/min erreichen. Hatten Sie ein gutes Ergebnis, dann können Sie zwischen 130/min und 150/min erzielen. Trainieren Sie am besten 4x in der Woche. Die Fettverbrennung beginnt nach etwa einer halben Stunde bei 100/min.

! Für das Training gilt: Niemals gleich am Anfang voll einsteigen, sondern erst die Muskulatur warm machen! Laufen Sie beispielsweise gleich zu schnell, dann steigt der Laktatspiegel im Blut zu sehr an, weil zu wenig aerobe Verbrennung stattfindet. Das führt zu schneller Ermüdung und häufig auch Übelkeit.

Trainieren Sie mit Geduld und Beharrlichkeit, dann werden Sie belohnt. Sie erleben, wie Sie immer höhere Leistungen erbringen können und wie Ihnen beispielsweise am Berg nicht mehr die Puste ausgeht. Wenn es nicht gleich so läuft, wie Sie es sich vorstellen, dann seien Sie nicht entmutigt! Legen Sie Gehpausen ein, wenn Sie außer Atem kommen. Ab einem Laktatspiegel von ca. 8 mmol/l Blut, so

β-Endorphin

weiß man inzwischen, steigt der β-Endorphin-Spiegel an, der Ihre Lust am Laufen oder Radeln noch verstärkt. Der Zuckerspiegel sinkt, die Fettverbrennung wird intensiviert, die Immunzellen reagieren mit Vermehrung, die Hormone, vor allem Wachstumshormon und Testosteron, DHEA, Cortison und Östrogen, steigen an. Sie bekommen alles das, was für ein gesundes langes Leben nötig ist. Wenn Sie längere Zeit Sport treiben, dann können die Hormone häufig reduziert werden, weil Ihr Organismus wieder selber arbeitet.

Ausdauersport erzeugt aber auch Oxidation, sodass Sie Vitamine, Mineralien und Antioxidanzien zusätzlich einnehmen müssen, um

Gelenkschutz

nicht zuletzt auch die Gelenke, die ja dabei sehr strapaziert werden, zu schützen. Übermäßige Belastung dagegen senkt die Hormonspiegel. Ausdauersportler mit hoher Belastung haben niedrige Testosteronspiegel!

Nach dem Sporttraining empfiehlt es sich, nicht gleich aufzuhören, sondern den Körper mit Stretching und Dehnübungen geschmeidiger zu machen. Gehen Sie beispielsweise in die Hocke und strecken Sie erst das linke, dann das rechte Bein seitwärts, ganz langsam, oder versuchen Sie bei geraden Beinen mit den Fingerspitzen den Boden zu berühren und einige Sekunden dort zu verharren.

Es gibt eine Vielzahl von Sportarten, die Ihnen zur Verbesserung und Erhaltung Ihrer Gesundheit und Fitness zur Verfügung stehen. Nicht jeder Sport hat denselben Effekt. Es ist daher für Ihr individuelles Ziel wichtig, dass Sie den richtigen Sport betreiben. Daher nachfolgend die einzelnen Effekte, die man mit den verschiedenen Sportarten erzielen kann:

- *Verbesserung der Ausdauer:* Walking, Jogging, Radfahren, Rudern oder Schwimmen.
- *Bänderstraffung und Verbesserung der Muskulatur:* Schwimmen, isometrische Übungen, Gewichttraining, Sprinten, Squash, Basketball und Rudern.
- *Verbesserung der Geschwindigkeit, Konzentration und Reaktionszeit:* Sprinten, Tennis, Tischtennis, Handball und Fußball.
- *Koordination und Balance:* Tanzen, Golf, Squash, Segeln, Trampolin, Tennis, Badminton, Reiten, Yoga, Bowling, Skaten, Rollerskating, Springseil.
- *Verbesserung der Flexibilität:* Tanzen, Stretchen, Tai-Chi, Meditation und Yoga.
- *Training der neuromuskulären Reaktion:* Gartenarbeit, Golf, Tai-Chi, Yoga und Frisbee.

Das ganzheitliche Anti-Aging-Prinzip für Gehirn und Seele

Vergesslichkeit

»Wie heißen doch gleich die Darsteller in dem Film ›Vom Winde verweht‹? Oh, Gott, ich vergesse in letzter Zeit aber auch alles!« Erkennen Sie sich wieder? Namen vergessen wir zuerst, später erinnern wir uns nicht mehr so gut an das, was wir vor kurzem erlebt haben. Hinzu kommt, dass es uns immer schwerer fällt uns zu konzentrieren. Zu viele Gedanken kreisen ungeordnet zur gleichen Zeit durch unser Gehirn.

Übrigens, es waren *Vivian Leigh* und *Clark Gable*, die die Hauptrollen spielten. Vielleicht haben Sie sich jetzt daran erinnert? Falls nicht, sind Sie wahrscheinlich frustriert und ärgerlich, aber auch besorgt und fragen sich: »Wie mag das wohl weitergehen?«

Dauerstress

Während des Alterungsprozesses verschlechtern sich die Merk- und Konzentrationsfähigkeiten des Menschen oft rapide schnell, insbesondere dann, wenn jemand unter dauernder Stressbelastung steht. Denn Cortison, das Hormon der Nebennierenrinde, das als Antwort auf Stress immer wieder in die Blutbahn abgegeben wird und dort zu chronisch erhöhten Spiegeln führt, wirkt wie ein Gift auf das Gehirn: Es zerstört die Hirnzellen im Hippocampusbereich, dem zentralen Ort des Merkens, des Kurzzeitgedächtnisses und der Konzentrationsfähigkeit. Oxidationsprozesse, Schwermetallablagerungen, Methylisierungen und erhöhte Blutzuckerspiegel tun das ihrige, um die so empfindlichen Neuronen zu zerstören.

Bis vor kurzem dachte man, einmal zerstörte Hirnzellen können sich nicht erneuern. Dass diese Ansicht falsch ist, bewiesen viele, inzwischen nicht mehr widerlegbare Studien, vor allem aus Schweden (1998). Insbesondere unsere Hormone wie Östrogene, Testosteron, DHEA, Progesteron und Pregnenolon spielen eine bedeutende Rolle bei der Zellerneuerung, aber auch bei der elektrischen Isolierung der Nervenbahnen und schließlich bei der Informationsübertragung an den Synapsen. Hirnzellen können sich also erneuern!

Haben Sie deshalb keine Angst, wie *Tante Erna* zu werden, die alles vergaß, sogar sich selbst. Es gibt heute hervorragende Möglichkeiten, den so oft gefürchteten Vergesslichkeitsprozess im Alter zu beeinflussen. Neue Forschungsstudien bestätigen, dass es mit regelmäßigem Training des Gehirns, sportlichen Übungen, Vitaminen, Antioxidanzien und Hormonen durchaus möglich ist, im Alter nicht auf *Tante Ernas* Spuren zu wandeln, sondern geistig noch fit zu sein.

Stressabbau mit Relaxation Response

Ein stressfreies Leben kann lebensverlängernd sein. Diese Lektionen können wir von Kulturen erlernen, die sich eines langen, stressfreien Lebens erfreuen. Da gibt es z. B. die Vilcamba in Ecuador oder die Akashier im Kaukasus, vor allem aber die Hunza im Himalaja.

Bei den Hunza

Der amerikanische Kongressabgeordnete *Charles Wilson* aus Texas wollte es am eigenen Leib erfahren und besuchte die Hunza, um mit ihnen eine längere Zeit zu verbringen. Er staunte nicht schlecht, als er uralte Menschen sah, teils über 100 Jahre alt, bei einer durchschnittlichen Lebenserwartung von 95 Jahren! Er fand Dörfer vor, in denen Menschen sich ihres Lebens erfreuten, mit Kindern spielten und lachten. Es war eine paradiesische, stressfreie Gesellschaft, die sich gegenseitig stützte. Gab es ein größeres Problem zu lösen, so trug man es dem Bürgermeister vor. Dieser hatte die Aufgabe, alle schwer lösbaren Situationen zu meistern. *Wilson* war verblüfft, als er die durchschnittliche Lebenserwartung dieser stressgeplagten Bürgermeister erfuhr: Sie lag bei 60 Jahren!

! Dass chronischer Stress zu pathologischen Organismusreaktionen führt, wissen wir. Aber nur wenige von uns wissen, dass eindeutig wissenschaftlich belegt ist: *Das Vermeiden von Stress und die Durchführung von Entspannungsübungen* führen zu Reaktionen im Körper, die wir seit der ersten Beschreibung durch den Physiologen *Walter Hess* 1948 als »Relaxation Response« bezeichnen.

Zwischen Schlaf und Wachsein

Für diese heute meist vergessene und doch so bahnbrechende wissenschaftliche Leistung wurde dem Amerikaner *Hess* der Nobelpreis verliehen. Er konnte nachweisen, dass bei Meditation der Organismus in einen Zustand zwischen Schlaf und Wachsein gleitet, der noch besser als im Schlaf selbst zu einer Optimierung der hormonellen Balance und des Stoffwechselgleichgewichts führt.

Dharma Singh Khalsa, Vorstandsmitglied der American Academy of Anti-Aging Medicine, veröffentlichte mehrere Studien, in denen er zeigen konnte, dass unter Meditation der Cortisonspiegel sinkt, der

DHEA-Spiegel ansteigt, die Cholesterin- und Triglyzeridwerte sowie der Blutdruck auf normale Verhältnisse sinken.

Anti-Aging-Wundermittel Meditation

Sie haben noch nie meditiert? Dann rate ich Ihnen, es zu lernen. Sie schaffen sich dadurch ein optimales Anti-Aging- und Entspannungsmittel. Es gibt verschiedene Arten von Meditation, die jedoch alle ähnliche Resultate erzielen. Sie können sich hierzu in Ihrer Buchhandlung schlau machen und sich bei Bedarf auch eine Meditationskassette mit Anleitung kaufen und zu Hause damit üben.

Einfache, bewährte Methode

Ich persönlich empfehle meinen Patienten eine einfache Meditationsart, die ich selbst schon seit vielen Jahren erfolgreich praktiziere und die auch meinen Patienten sehr gut geholfen hat. Es geht darum, dass Sie sich in einen Zustand versetzen, der sich zwischen Schlaf und Wachsein befindet.

Suchen Sie zu Hause einen ruhigen Platz, an dem Sie nicht gestört werden, und setzen Sie sich bequem nieder; der Körper sollte aber nach Möglichkeit aufrecht sitzen – bequeme Kleidung ist hierbei zu empfehlen. Schließen Sie nun die Augen und konzentrieren Sie sich auf die Schwere Ihres Körpers. Beginnen Sie bei den Füßen, gehen Sie mit Ihrem inneren Auge dann über die Beine bis zum Rücken. Schließlich konzentrieren Sie sich auf die Schwere der Schultern und des Kopfes, den Sie ruhig nach vorne nicken lassen dürfen. Dann beginnen Sie damit ein Mantra zu bilden, das Sie einfach als Einfall aufnehmen. Oft ist es ein Ihnen angenehmer Name oder eine Lieblingszahl. Diesen Begriff wiederholen Sie immer wieder, indem Sie ihn in monotoner Form vor sich hersagen. Sie spüren jetzt, wie Sie sich immer tiefer versenken und in einen harmonischen, tief versunkenen Wachzustand gleiten, in dem Sie sich sehr wohl fühlen. Nach einiger Zeit kehren Sie wieder in Ihren normalen Wachzustand zurück: Lassen Sie Ihre Glieder wieder leicht werden, atmen Sie tiefer durch, und wachen Sie zuletzt mit dem inneren Befehl »Augen wieder öffnen, Kopf wieder klar« auf.

Autogenes Taining

Sie können natürlich auch andere Entspannungsmethoden wie das autogene Training, die Entspannungsmethode nach *Jakobsen* und Yoga praktizieren. Die richtige Methodik sollten Sie jedoch in einem speziellen Kurs erlernen.

Die beiden Hirnhemisphären sind über das so genannte Corpus callosum miteinander verbunden. Im Laufe des Alterungsprozesses schwingen beide Hirnhälften immer mehr in verschiedenen Frequenzen mit bis zu 4–8 Hertz Unterschied. Mit Hilfe mancher Kassetten (Hemisync, Longevity International Institute, New Jersey) kann man beide Hirnhälften wieder auf einer gemeinsamen Frequenz zum Schwingen bringen. Dadurch entwickelt sich ein besserer, harmonisierter Hirnstoffwechsel.

Corpus callosum

Gehirn-Jogging mit Neurobic-Übungen

Wollen wir unseren Körper ganzheitlich jugendlich fit erhalten, genügt es nicht, nur den Körper zu trainieren, sondern wir müssen auch unser Gehirn in ein solches Training miteinbeziehen. Also: Nicht nur durch den Park joggen, sondern auch zu Hause ein Gehirn-Jogging dranhängen. Das Gehirn ist ein Muskel, der in Übung sein will!

Es gibt sehr viele Möglichkeiten, sein Gehirn zu trainieren. Wichtigste Voraussetzung ist: Lesen Sie nicht nur das Tagesgeschehen in der Zeitung, sondern auch regelmäßig schwierige Texte, z. B. aus der Wissenschaft oder Wirtschaft. Lassen Sie weitgehend die passive Fernsehberieselung weg. Versuchen Sie mehr Kreuzworträtsel, auch schwierigere, sowie das Zeit-Rätsel »Um die Ecke gedacht«. Versuchen Sie sich die Namen derjenigen Menschen zu merken, denen Sie heute begegnet sind. Lösen Sie kleine Rechenaufgaben und Rätsel.

Lesen

Eine sehr interessante und überzeugende Trainingsform kommt aus den USA: die Neurobic-Übungen. Sie basieren auf der Tatsache, dass unsere Sichtweise immer röhrenförmiger und statischer wird, je älter wir werden. Nicht nur der Körper wird steif und unflexibel, sondern auch das Gehirn und die Seele. Wir versteifen uns immer mehr auf festgelegte Meinungen und Erfahrungen, fangen an, Neues abzulehnen, nicht mehr aufnehmen zu wollen, und schränken unsere Wahrnehmung immer mehr ein. Unser Geist wird genau wie unser Körper unbeweglicher.

Geistige Unbeweglichkeit

Deshalb sollten wir unserem Gehirn neue Erfahrungen anbieten und es provozieren diese mit den alten zu verknüpfen, es dadurch wachsen zu lassen. Nehmen wir z. B. das karierte Hemd, das wir uns bei einem Zusammentreffen mit einer Person merken. Um uns daran zu erinnern, wie die Person geheißen hat, merken wir uns das karierte Hemd. Hieß die Person z. B. Tom, dann verbinden wir sie mit dem karierten Hemd und schon fällt uns später ganz leicht der Name ein.

Was ist hier geschehen? Das Hirn knüpft Assoziationen vom Namen zu bestimmten Eigenschaften oder Erinnerungen des Aussehens. Merken Sie sich deshalb immer mehrere Attribute an einem Menschen, schauen Sie sich Ihr Gegenüber genau an: Welche Kleidung trägt er/sie? Welche Gesichtsform oder Augenfarbe hat er/sie? Trägt er/sie einen Ring oder eine Halskette? Welche Stimme hat er/sie? usw. Ihr Gehirn verbindet die Erinnerungen an die Person mit dem Ort, der Zeit, dem Namen und baut durch diese sinnlichen Wahrnehmungen eine Assoziationskette auf. Es fällt Ihnen dann viel leichter, sich den Namen der Person zu merken.

Assoziationskette

Versuchen Sie es doch einmal, sich im Dunkeln auszuziehen, mit geschlossenen Augen sich morgens anzuziehen, Ohrenstöpsel in die Ohren zu führen, wenn Sie mit Ihrer Familie frühstücken. Sie werden staunen, wie sich Ihre sinnliche Wahrnehmung anders anfühlt. Sie schaffen sich ein neues großes Netz von Neuronenverknüpfungen, das umso sicherer ist, je mehr Sie es trainieren. Mit neurobischen Übungen können Sie Ihr Hirn zum Wachsen bringen!

Die Hirn-Power-Naturkost

Zur Unterstützung des Hirntrainings und der Meditation bietet sich eine Reihe von hervorragenden Stoffen aus der Natur an, die im Folgenden aufgelistet sind. Die mt einem Sternchen* versehenen Mittel sind im Handel von der Maastrichter Firma Longevity Health.

- Zur Verstärkung der Blutversorgung des Gehirns und zur Unterstützung der antioxidativen Kapazität *Ginkgo biloba**, 240 mg täglich.
- *Phosphatidyl-Serin(PS)-Lecithin-Komplex und Cholin** zur Verbesserung der Hirnleistung. Baut sich in die Lipidmembranen der Neuronen ein, beteiligt sich am Aufbau der Nerven-»Kabel« (Myelinumfassung) und sensibilisiert die Neurotransmitter der GABA- und NMDA-Rezeptoren. 1000 mg täglich.
- *Acetyl-L-Carnitin* unterstützt die Energiebildung in den Mitochondrien der Nervenzellen, beeinflusst positiv die Koordination beider Hirnhemisphären. 250 mg täglich. Ist die Grundsubstanz für den Neurotransmitter Acetylcholin, der für die Merkfähigkeit so bedeutend ist.

- *Ginseng*, 500 – 1500 mg. Wirkt antioxidativ, verringert die Cortisonbildung.
- *DMAE**, 50 – 100 mg. Hebt den Acetylcholinspiegel an und verstärkt die Merkfähigkeit. Wirkt besonders gut mit Vitamin B_6 und Phosphatidyl-Serin.
- *Grüner Tee** schützt das Gehirn vor Oxidation.
- *Co-Enzym Q10**. Energiebildner in der Atmungskette und Antioxidans. 30 – 60 mg täglich.
- *Vitamin A*, 10.000 I.U., dazu 15 mg β-Karotin.
- *Vitamin* B_{12}, 1000 mg sublingual. Anlässlich einer groß angelegten Harvard-Studie wurden 3000 Personen, die wegen psychotischer Erkrankungen in psychiatrischer Behandlung waren, auf ihren Vitaminstatus untersucht. Bei 30 % war der B_{12}-Mangel die Ursache der Erkrankung!
- *Vitamin* B_6, 100 mg.
- *Folsäure*, 0,4 – 2,0 mg.
- *Vitamin E*, 400 – 600 I.U.
- *Vitamin C*, 3000 mg.
- *Magnesium*, 200 – 300 mg.
- *Selen*, 50 – 100 mg.
- *Zink*, 30 – 50 mg.
- *Aminosäurengemische* aus Methionin, Cystein, Glutamin, Gamma-Amino-Buttersäure, Phenylalanin, Arginin und Tryptophan*.
- Bei *L-Tryptophan* oder *5-Htp* handelt es sich um eine Aminosäure, welche die Grundsubstanz für die Überträgersubstanz oder, wie man auch sagt, den Neurotransmitter Serotonin darstellt. Nehmen Sie die Antidepressiva wie Prozac oder Zoloft oder Pacil. Alle haben die gleiche Aufgabe, nämlich das »Glückshormon« Serotonin in den Synapsen zwischen den Neuronen zu vermehren. 5-Htp ist die am besten in den Hirnwasserraum übergehende Aminosäure. Sie hat Appetitkontrollierende Wirkung, verhindert Schlafstörungen, verbessert via Serotoninproduktion die Stimmungslage und baut Ängste ab. 5-Htp wirkt ferner gegen das prämenstrulle Syndrom (PMS) der Frauen, bei Kopfschmerzen und Fibromyalgie*.
- *Phenylalanin** ist die Grundsubstanz für den Neurotransmitter Noradrenalin und Dopamin.
- *Progesteron* wirkt als neurotropes Hormon am GABA-Rezeptor und beruhigt, fördert den Schlaf, löst Ängste und Übererregbarkeit (Utrogest/Dr. Kade oder Duphaston/Solvey).
- *Pregnenolon** wird in den Neuronen zu Progesteron umgewandelt, wirkt aber auch selber am GABA-Rezeptor. Sowohl Pregnenolon als auch Progesteron werden in den Hirnzellen gebildet. Dosierung 100 mg täglich.

- *Östrogen* verbessert den seelischen Zustand.
- *DHEA* wirkt antidepressiv und steigert die Merkfähigkeit.
- *Wachstumshormon* stimuliert den Neuronen-Growth-Faktor (NGF) und verbessert damit die Hirnleistung.
- *Melatonin* ist antioxidativ wirksam und reguliert den Schlafrhythmus.
- *Johanniskraut* wirkt antidepressiv ab 400–600 mg täglich. Vorsicht, macht lichtempfindlich! Deshalb sollten Sie die Sonne meiden, wenn Sie Johanniskrautpräparate zu sich nehmen.
- *Hopfen, Melisse, Kava-kava* und *Baldrian* wirken angstlösend und schlafanstoßend.
- Stoffe wie *Deprenyl, Piracetam, Cognex, Rivastigmin, Aricept* und *Hydergin* sind sehr wirksame Therapeutika bei schon vorhandenen schwereren Hirnleistungsausfällen. Sie haben Nebenwirkungen und können nur von einem Arzt verordnet werden. Sie sind nur im weiteren Sinne als Anti-Aging-Therapeutika zu sehen, wenngleich bei einigen dieser Substanzen auch eine Erweiterung der Lebensspanne nachgewiesen wurde.

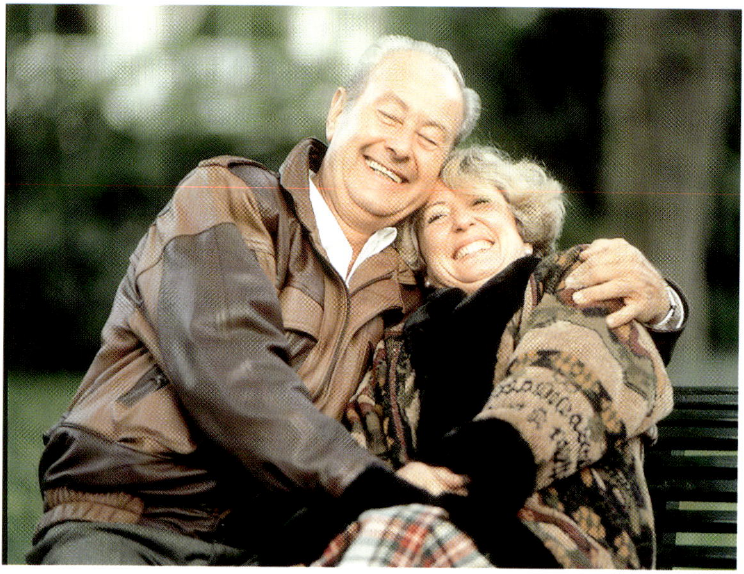

Glücklich sein – auch im Alter

Zum Abschluss

Last but not least gilt es Folgendes zu bedenken: Das Älterwerden soll erfüllt sein mit Sinn und Sinnlichkeit. Ihre *erste* Lebensphase war mit dem Sinn des Wachsens und der Vorbereitung auf die Fortpflanzung erfüllt. Die *zweite* Lebensphase diente der beruflichen Karriere und der Erziehung und Begleitung Ihrer Kinder. Welchen Sinn, so mögen Sie vielleicht fragen, hat denn überhaupt die *dritte* Lebensphase? Warten auf den Tod? Sicher nicht!

Sinn der dritten Lebensphase

Jetzt ist der ideale Zeitpunkt, beruhigt und stolz auf die Leistungen und das Erbrachte zurückzublicken. Jetzt können Sie damit beginnen, sich selbst zu verwirklichen und lang gehegte Wünsche zu erfüllen. Durch »Einsicht« in sich selbst können Sie sich als Teil des Universums erkennen. Woran auch immer Sie glauben, der Respekt vor der Schöpfung kann Ihnen den Sinn für die dritte Lebensphase vermitteln. Sie sollten sich nicht zurücklehnen und sich dem altersbedingten geistigen, körperlichen und seelischen Verfall aussetzen, sondern Sie sollten vielmehr am kosmischen Ganzen teilnehmen, indem Sie etwas Neues erschaffen (z. B. sich dem Malen oder Schreiben zuwenden, Ihr Hobby zu einem neuen Beruf machen, Erfahrungen an Junge weitervermitteln etc.).

! Die dritte Lebensphase kann allerdings nur dann zu einem positiven, erfüllten Lebensabschnitt werden, wenn Sie sich Ihre jugendliche Vitalität und Gesundheit bewahren. Damit Sie auch weiterhin in der Blüte Ihres Lebens stehen, sollten Sie die Grundprinzipien des Anti-Aging-Programms langfristig verfolgen und gesundheitsbewusst im Hier und Jetzt leben.

Nähere Auskünfte erhalten Sie beim

Institut für Anti-Aging
Dr. Michael Klentze
Facharzt für Gynäkologie
Facharzt für Psychotherapeutische Medizin
Board certified physician / ABAAM
Advision Member Medical Committee for Aging Research and Education
Am Kosttor 1, 80331 München

Telefon: 0 89/96 18 99 18
Telefax: 0 89/24 22 39 26
e-mail: klentze@t-online.de
www.anti-aging-med.de

Bezugsquellenhinweis
Hochwertige Anti-Aging Produkte wie z. B. von der Firma Longevity Health Vitabasix erhalten Sie in Apotheken, Vitalshops oder über

Pharmatrans
Telefon: 00800 8020 8020 (gebührenfrei)
Telefax: 00800 7030 7030 (gebührenfrei)